新时代卫生健康事业
热点问题研究

主　编　胡伟力　王　琼

副主编　孙　雪　王婷婷　赵成文

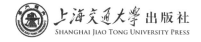

上海交通大学出版社
SHANGHAI JIAO TONG UNIVERSITY PRESS

内容提要

　　本书围绕新时代卫生健康事业发展改革热点问题进行分主题、分类别的探讨,重点探讨卫生法治建设情况,此外,对新时代以来我国医改情况、医联体建设、医学人才培养等事关卫生健康事业发展改革的热点问题进行了理论探讨和实证研究,能够为更好地推进我国卫生健康事业发展改革提供参考,也可为一般读者了解我国卫生健康事业发展改革情况提供资料。

图书在版编目(CIP)数据

　　新时代卫生健康事业热点问题研究/ 胡伟力,王琼主编. —上海: 上海交通大学出版社,2023.8
　　ISBN 978 - 7 - 313 - 28723 - 6

　　Ⅰ. ①新… Ⅱ. ①胡… ②王… Ⅲ. ①医疗保健事业—研究—中国 Ⅳ. ①R199.2

　　中国国家版本馆 CIP 数据核字(2023)第 098136 号

新时代卫生健康事业热点问题研究
XINSHIDAI WEISHENG JIANKANG SHIYE REDIAN WENTI YANJIU

主　　编:胡伟力　王　琼		副主编:孙　雪　王婷婷　赵成文	
出版发行:上海交通大学出版社		地　　址:上海市番禺路 951 号	
邮政编码:200030		电　　话:021 - 64071208	
印　　制:上海万卷印刷股份有限公司		经　　销:全国新华书店	
开　　本:710 mm×1000 mm　1/16		印　　张:14.25	
字　　数:202 千字			
版　　次:2023 年 8 月第 1 版		印　　次:2023 年 8 月第 1 次印刷	
书　　号:ISBN 978 - 7 - 313 - 28723 - 6			
定　　价:78.00 元			

　　本书是西南医科大学人文与管理学院党委职工第二党支部深入开展学习贯彻习近平新时代中国特色社会主义思想主题教育,推进调查研究成果转化的阶段性成果。得到了四川党史党建研究中心 2022 年度重点课题(项目编号：DSDJ22 - 03)、中国博士后科学基金(项目编号：2021M691881)和西南医科大学哲学社会科学创新团队(项目编号：2021SKTD02)的资助。

前　言 | Foreword

党的十八大以来，以习近平同志为核心的党中央团结带领全党全国各族人民，接续奋斗、踔厉前行，推动中国特色社会主义进入新时代，创立习近平新时代中国特色社会主义思想，进行具有许多新的历史特点的伟大斗争，党和国家事业取得历史性成就、发生历史性变革，中华民族迎来了从站起来、富起来到强起来的伟大飞跃。

中国特色社会主义进入新时代以来，我国卫生健康事业发展取得了历史性成就。以习近平同志为核心的党中央坚持以人民为中心的发展思想，坚持"人民至上、生命至上"，始终把人民群众的生命安全和身体健康放在第一位，全面推进健康中国战略，走出了一条中国特色卫生健康事业改革发展道路。

10年来，健康中国战略全面实施，人民健康得到全方位保障。从卫生健康事业三大指标来看，根据世界卫生组织公布的数据，2012年，我国人均预期寿命为73.5岁。据《2021年我国卫生健康事业发展统计公报》的统计数据，2021年我国人均预期寿命提高到78.2岁，主要健康指标居于中高收入国家前列。这意味着，10年时间我国人均寿命提高了近5岁，且重大慢性病的过早死亡率也低于全球平均水平。公报显示，我国孕产妇死亡率为16.1/10万，婴儿死亡率为5.0‰，与10年前相比均有大幅下降。此外，我国公共卫生防护网筑牢织密，传染病、慢性病、职业病、地方病防控更有效有力。

2020年新型冠状病毒感染疫情(简称"新冠疫情"或"疫情")爆发,全球疫情大流行使世界百年未有之大变局加速演进,面对前所未有的风险挑战,以习近平同志为核心的党中央,团结带领全党全国各族人民自信自强、迎难而上,统筹疫情防控和经济社会发展,坚持依法防控,在法治轨道上统筹推进各项防控工作,坚决打赢疫情防控的人民战争、总体战、阻击战,抗击新冠疫情斗争取得重大战略成果,铸就了生命至上、举国同心、舍生忘死、尊重科学、命运与共的伟大抗疫精神,充分彰显了中国共产党的领导优势和中国特色社会主义的制度优势,充分展现了中国人民和中华民族的伟大力量,充分体现了中华文明的深厚底蕴,为构建人类卫生健康共同体、全球防疫贡献了中国智慧、中国力量、中国方案,展示了中国负责任大国的自觉担当。

新时代卫生健康事业取得的伟大成就,离不开法治保障。宪法明确规定,国家有保护公民健康的义务。2019年,全国人民代表大会常务委员会表决通过《中华人民共和国基本医疗卫生与健康促进法》,这是我国卫生健康领域的"母法",对于全面推进健康中国战略、保障人民群众生命健康权具有重大意义。2020年5月,《中华人民共和国民法典》诞生,公民健康权有了更详尽的保障。法治建设的巨大成效在公共卫生领域体现得尤为突出,一系列新修订或新颁布的法律法规,如《中华人民共和国传染病防治法》《中华人民共和国职业病防治法》《突发公共卫生事件应急条例》《医疗器械监督管理条例》《中华人民共和国野生动物保护法》《中华人民共和国国境卫生检疫法》《中华人民共和国生物安全法》等,推动了新时代高质量发展的公共卫生法治体系不断完善。

新时代我国卫生健康事业发展改革进入深水区,为解决医疗资源发展不平衡、不充分的问题,以及一系列改革的重点和热点问题,如医师(护士)多点执业、医共体建设、健共体建设、医疗保障、全球健康等,需要站在推进国家治理体系和治理能力现代化的全局高度,从体制机制着手加以解决。

伟大事业呼唤人才,伟大时代造就人才。新时代卫生健康事业取得的重大成绩,离不开一个个普通卫生健康工作者在平凡的岗位上做出的不平凡业绩。他们不畏艰险、勇于奉献,用自己的勤劳和汗水筑牢中国人民的健康防线。他们当中既有三甲医院的医生,也有社区医院的护士,还包括正在医学院校求学的莘莘学子,他们的奉献精神和专业态度,为新时代卫生健康事业发展提供了坚实的精神力量。

本书从三个方面对新时代卫生健康事业进行探讨,第一篇重点探讨了新时代卫生健康事业法治建设的热点问题,第二篇重点探讨了新时代卫生健康事业发展改革的热点问题,第三篇重点探讨了新时代卫生健康事业人力资源发展的热点问题。本书由笔者及同事根据上述三个主题,整合过往研究成果和近期研究成果,并对其加以修改完善而撰成,希望通过对新时代卫生健康事业热点问题的探讨,起到抛砖引玉的作用,让更多更优秀的学者为新时代卫生健康事业建言献策,加深广大读者对新时代卫生健康事业的了解,不断推动新时代卫生健康事业更高质量地发展。

由于作者水平有限,本书存在的不足乃至错漏之处,希望读者批评指正。

2023 年 1 月 8 日于西南医科大学文渊楼

目　录 | Contents

第一篇

新时代卫生健康事业法治建设热点问题

制定《中华人民共和国基本医疗卫生与健康促进法》^①的重大意义及影响因素分析

2016 年 10 月，中共中央、国务院联合印发《"健康中国 2030"规划纲要》（以下简称《纲要》），从国家战略高度要求各地区、各部门结合实际情况认真贯彻落实。《纲要》明确指出，要加快推动颁布并实施医疗卫生与健康促进法，加强重点领域法律法规的立法和修订工作。加快制定《中华人民共和国基本医疗卫生与健康促进法》（以下简称《基本医疗卫生与健康促进法》），既是促进我国医疗卫生事业健康发展的必然选择，又是在卫生领域贯彻落实"全面依法治国"重大战略布局的重要标志，同时也是建设"健康中国"的内在要求。

一、我国《基本医疗卫生与健康促进法》缺失带来的主要问题

无论是从保障公民健康权益的角度，还是从与国际接轨的角度，国家层面都应该尽早制定《基本医疗卫生与健康促进法》。从国际上来看，英国、美国、法国、日本、澳大利亚等不同洲际的发达国家均有相应的"基本卫生法"；从历史层面来看，我国早在 1995 年便颁布了教育法，但迟迟未能制定自己的卫生法。[1]《基本医疗卫生与健康促进法》的颁布实施是国家走向法治化

---

① 2019 年 12 月 28 日第十三届全国人民代表大会常务委员会第十五次会议通过《中华人民共和国基本医疗卫生与健康促进法》，该法自 2020 年 6 月 1 日起施行。本文撰写发表之时，该法尚未颁行。

的一个重要标志,法治保障是建设"健康中国"、更好地维护公民健康权益、推动医疗卫生事业改革的关键。中国目前亟须在整合现有医疗卫生法律法规的基础上,加快制定纲领性的《基本医疗卫生与健康促进法》。

目前,我国医疗卫生法律体系已初具规模,但主要由陆续颁布的单个相关法律法规构成,不够健全,存在监管缺位、陈旧冲突、技术落后等多方面不适应当前经济社会和公共卫生事业发展的问题。最显著的问题是我国至今仍未颁布一部专门规范医疗卫生事业地位、性质、原则等的《基本医疗卫生与健康促进法》,这一现实与我国全面建成小康社会的历史机遇、与我国实施全面依法治国战略的内在要求、与建设"健康中国"的宏伟任务、与人民日益增长的健康需求极不适应。[2]医疗卫生法律体系的纲领性法律——《基本医疗卫生与健康促进法》的缺位,使得建立建成具有中国特色的医疗卫生法治体系成了无本之木、无源之水,导致国家对基本医疗卫生服务的重视不够、投资不足,卫生服务机构尤其是基层卫生服务机构面临资金匮乏、服务质量低下、服务能力和服务水平不高的问题。具体来讲,第一,由于《基本医疗卫生与健康促进法》缺位,目前国内难以形成明确统一的"医疗卫生"概念,导致"医疗卫生"的外延界定不明晰,对于医疗卫生法律体系的内涵也难以界定;第二,欧美发达国家早已颁布纲领性的卫生法,其在医疗卫生的法治建设领域发挥了纲领性作用,同时成为指导地方制定相关法律的准则;第三,目前我国医疗卫生领域的立法主要集中在传统医疗卫生关注的领域,医疗卫生法律体系不完备,实践范围比国际社会对现代医疗卫生法的要求范围狭窄。

二、加快制定《基本医疗卫生与健康促进法》对建设"健康中国"的重大现实意义

（一）制定《基本医疗卫生与健康促进法》是建设"健康中国"的法律保障

党的十八届五中全会审议通过了《中共中央关于制定国民经济和社会发展第十三个五年规划的建议》。"十三五"时期是全面建成小康社会的决胜阶段,全面建成小康社会,需要解决人民的基本生存问题、落实民生问题。当前,看病难、看病贵的问题是广大人民群众面临的民生难题,要防止因病

致穷、因病返穷的问题对全面建成小康社会产生不利影响。传染病、流行病、慢性病、突发公共卫生事件等公共卫生领域的顽疾会造成较大规模的人群健康受损，对一部分群众的生命财产安全造成较严重的破坏，对国家经济具有极大的破坏力。建设"健康中国"，需要不断提高人群健康水平，不断建立健全完善的医疗卫生法治体系。全面依法治国，同样要求在医疗卫生领域建立健全法律制度，确保各项工作有法可依、有法必依，通过法律形式对医疗卫生领域进行有效监管。[3]

（二）制定《基本医疗卫生与健康促进法》是推动经济社会发展的重要因素

医疗卫生法治建设对政治安全、经济安全、人口安全具有难以估量的重要影响。比如传染病的流行对经济社会的发展产生的影响有时比战争、暴乱、自然灾害还要严重，因为传染病直接影响人类本身的生存发展，这是经济社会发展的核心，同时也是所有生产要素中最根本的要素。流行病的爆发、突发公共卫生事件以及其他公共危机的发生，必然会引起特定人群乃至全社会的动荡，关系到党和政府对人民应尽的责任，考验着政府应对突发事件的能力，彰显了政府的治理能力和水平。[4]从医疗卫生法治发展史可以看出，制定《基本医疗卫生与健康促进法》需要融入医学、法学、历史学、管理学等多个学科交叉研究的新领域，需要切实解决我国经济社会发展中出现的关系人民健康的重大现实问题，对于促进人民健康、提高人力资源质量、保障经济社会可持续发展、维持社会稳定具有重大现实意义。

（三）制定《基本医疗卫生与健康促进法》是新时期提高人民健康水平的必然选择

当前，随着人民群众经济物质条件不断改善，医疗卫生水平大幅提高，以往传统的医疗卫生研究关注的传染病、寄生虫病、地方病等已得到良好控制，一些在过去严重危害人民群众生命健康的传染病已经消灭，但是，近年来一些新型传染病开始肆虐。同时，随着我国经济全球化、城镇化、人口老龄化进程加快、环境破坏严重、经济发展迅速，我国慢性非传染性疾病负担日益加重，慢性非传染性疾病对人群的健康危害已经超过传染性疾病，也成为当前主要的卫生问题。世界恶性肿瘤、心脑血管疾病、糖尿病等慢性非传染性疾病引起的死亡率不断上升,已经成为全世界致死和致残的首位原因,我国面临着预防控制传染性疾病和慢性非传染性疾病的双重压力。此外,职业病危害、环境污染、心理性疾病、毒品泛滥等卫生问题突出,进一步导致医疗卫生事业建设的艰巨性、复杂性和长期性,也更加凸显出制定《基本医疗卫生与健康促进法》的重要现实意义。[5]

(四)制定《基本医疗卫生与健康促进法》是适应医学模式转变的有效途径

医学模式是指以一定的思想观点和思维方式去研究健康问题和发展规律,是对健康和疾病总体特征及其本质认识的高度概括。我国现在正处于生物医学模式向现代"生物—心理—社会"新型医学模式的转变过程中。从社会治理视角观察,医疗卫生事业管理可谓是庞大的系统工程,当前我国的医疗卫生正在向公共健康方向发展。公共健康包括作为社会人的三个基本健康元素:除了健康的身体和心理状态外,还包含良好的社会适应能力。[6]要保持这三个基本元素的良好状态,需要个体与社会的共同努力。公共健康的理念体现出在新的医学模式下,健康不仅是个体行为,也是社会行为,是政府治理职能,如果缺乏良好的医疗卫生制度、缺乏有效的医疗卫生法律法规,单凭个体是很难完全实现上述三种健康状态的。因此,新的医学模式也改变了传统的医疗卫生研究和实践,医疗卫生面临新的特点和挑战,对医疗卫生领域法治建设提出了新的和更高更远的要求。随着我国全面依法治国基本方略的全面实施,应该在医疗卫生领域营造健康的法治环境,进一步强化法律的权威性,增强法律的实用性。

三、制定《基本医疗卫生与健康促进法》的影响因素分析

从公共卫生法制建设的历史来看,影响制定《基本医疗卫生与健康促进法》的因素很多。从法理学的角度来看,对一般法会产生影响的政治、经济、文化等宏观因素也将对《基本医疗卫生与健康促进法》的制定产生重要影响。此外,制定《基本医疗卫生与健康促进法》涉及环境卫生学、社会学、人

口学、医学、心理学等学科，因此受到环境、人口、医学等因素的影响较大。

（一）经济因素

从马克思主义哲学观来看，公共卫生与经济发展是辩证统一的关系。一方面，公共卫生是保障经济持续繁荣发展的基础；另一方面，经济发展为公共卫生服务提供了必要的物质基础、技术手段和文化环境。经济因素是制定《基本医疗卫生与健康促进法》的物质基础，经济发展状况给公共卫生服务提供了物质保障，经济发展水平决定了一个国家、一个地区提供公共卫生服务的能力和水平。纵览历史，每一次大规模爆发的流行病、重大疫情、突发公共卫生事件，乃至新兴起的生化危机，都给人类社会带来了惨痛的经历，不但对一段时期内该地经济造成严重破坏，还夺去成千上万的生命，极大降低生产效率。对个体而言，公共卫生是促进健康的有效保障，是生存和发展的基础；对群体而言，公共卫生是社会持续发展、团结稳定的基石；对经济建设而言，公共卫生保障生产力，是促进经济可持续发展的前提。从反面来看，传染病爆发、突发公共卫生事件等公共卫生问题与经济社会发展落后紧密相关；同时，经济社会发展落后又阻碍了公共卫生事业的发展，导致流行病等防控困难，这就易于陷入"越贫越病、越病越贫"的恶性循环。我国的公共卫生事业发展历史充分体现了经济因素对公共卫生事业的影响，在制定国家层面的《基本医疗卫生与健康促进法》时，应充分考虑经济因素，加大对公共卫生服务的投入，及时调整国家财政投资方向，拓展营利性投资领域，加大对公有性质、非营利性、基础性的公共卫生产品的投资力度。

（二）政治因素

在立法过程中，政治因素至关重要，《基本医疗卫生与健康促进法》的制定须体现社会主义国家保障公民健康权益的宗旨。具体而言，随着现代社会的发展，政府成为保障全民健康权益的主体，在维护社会稳定团结、维护公共卫生安全、控制卫生经济成本等方面均应由政府发挥主导作用。传染病防控、突发卫生事件应对、流行病检验检疫、健康教育与健康促进、环境治理保护等领域的服务很难主要依靠市场进行调节，且这些服务对国家和社会具有基础性的重要影响，公共卫生服务属于公共产品，应主要由政府提供经费。因此,在提供此类公共卫生服务时,政府必然具有不可替代的作用。从医疗保险体系的角度来看,单纯的医疗服务保障体系能够解决个体患病问题,但明显不足以应对可能迅速传播并导致大规模群体致残致死的突发公共卫生事件或流行性疾病,这会对整个经济社会产生不利影响,轻则经济严重受损,重则引发社会动荡,并危害国家安全稳定。严重的公共卫生问题可能会使大量人口患病、伤残甚至死亡,将快速减少劳动人口数量,降低社会生产力,减少中低收入家庭收入,导致因病致贫、因灾致贫的严重后果。上述情况会引发一系列社会矛盾,公共卫生事件如果不能得到及时有效的控制,将影响国家整体形象,给社会带来不安定因素。因此,公共卫生领域的危机单纯依靠医疗卫生服务或者单纯依靠卫生途径是难以有效解决的,必须寻求有效的政治应对策略,让制度高效发挥作用。从公共卫生与现代国家的相互关系来看,制定实施《基本医疗卫生与健康促进法》既是政府维护经济社会稳定发展的内在需求,又是政府履行社会管理职能的重要体现。

（三）文化因素

制定《基本医疗卫生与健康促进法》应充分考虑文化因素对公共卫生事业的影响,文化对健康与疾病的影响具有长期性、广泛性、日常性等特点。通过疾病谱的研究,可以发现很多传染病、慢性病、职业病的发生和发展与某一国家或地区(民族、人群)的传统文化习俗有密切关系。基因、生活方式、环境、医疗服务水平等因素是影响居民健康的重要因素,其中不良生活方式是导致慢性病的重要因素,而生活方式受文化传统的影响巨大。中国是古代农耕文明的代表国,在我国广大的农村地区流存数千年的传统习俗中,有大量习俗或生活方式不符合现代医学的健康要求,易引发传染病。改革开放后,城镇居民不健康的生活方式又大幅提高了慢性病的患病风险,食品安全、缺乏运动、精神紧张等慢性病高危因素也体现了文化传统的影响。[7]2003年传染性非典型肺炎(以下简称"非典")等突发公共卫生事件爆发后,出现了一些负面行为,如少数人借机哄抬物价、散布谣言、发国难财、还有一些人面对突如其来的瘟疫,心理严重恐慌,出现抢购商品、乱服药物、迷信巫医、敌视患者甚至医务人员等行为失控的现象。上述行为既是人们面对突发公共卫生事件的应急反应,同时也与人们深层次的文化思维方式有密切关系。

（四）人口因素

公共卫生因其"公共性",必然涉及大量人群,人口因素便成为制定《基本医疗卫生与健康促进法》必须要考虑的重要因素。人均收入水平、人口健康水平、公民受教育程度等人口学领域的因素构成了公共卫生事业管理的重要方面,决定着《基本医疗卫生与健康促进法》的立法质量。人口因素对公共卫生影响很大,人口健康水平、人口迁移流动状况是传染病爆发的主要人口因素之一,同样,公共卫生事件的发生,如流行病爆发、突发公共卫生事件等可在短期内造成人口大幅减少,是影响人口数量的重要因素。同时,人口的迁移和流动还带来个体生活方式、居住环境、社会地位、经济水平等方面的变化,这一系列变化将对流动人口的健康状况产生影响。流动人口具有流动性大、流动频率高、居住地点不固定等特点,且主要集中在生活环境、卫生环境和治安环境都比较差的城乡接合部,对流动人口的健康管理难度较大。

（五）环境因素

环境问题是 21 世纪人类面临的共同问题,我国目前正面临着环境污染带来的重大挑战,《基本医疗卫生与健康促进法》的制定应充分考虑环境因素,统筹考虑现有的环境法。党的十八大提出建设生态文明,生态环境是生态文明建设的重中之重,与人民群众的切身利益息息相关。自然环境和社会环境构成了人们生存的必要环境,自然环境是指人类生存和发展所依赖的各种自然条件的总和。良好的自然环境可以促进人的身心健康,提高公众健康水平;广大群众普遍拥有了良好的健康水平,也会有利于环境保护和发展。当前影响人民群众身心健康的因素很多,就公共卫生领域而言,环境污染问题对人类健康的危害尤为广泛深远。我国受前期粗放式发展方式的影响,环境污染问题非常突出,水源污染、空气污染、土壤污染等环境形势十分严峻。[8]此外,自然灾害对人类赖以生存的自然环境破坏极大,能在短期内极大地改变人类的生活方式,导致传染病高发。在地震、海啸、泥石流、洪涝等严重自然灾害发生后,水源污染、人口迁移、食品安全等问题往往会带来传染病的流行,导致次生灾害的发生,使得灾区人民患病甚至死亡,再次对公共卫生带来严重危害。

（六）医学发展因素

《基本医疗卫生与健康促进法》作为维护与促进公众健康的法律,立法工作离不开对医学发展与健康问题的深入研究。医学模式的转变、医学技术的发展,尤其是公共卫生学科的发展,深刻地影响着公共卫生服务能力,是保障公民健康的基础性手段。医学科学在 20 世纪取得了巨大成就,但仍旧不能解决人类健康面临的许多严重威胁,如恶性肿瘤、病毒感染。心脑血管疾病仍是严重威胁人类健康的主要疾病。其他与社会环境、行为方式、心理因素等密切相关的公共疾病仍是当今医学科学努力研究解决的问题。在解决既有疾病的困扰后,新的健康问题又时有突现,如在消灭天花、麻疹、脊髓灰质炎等传统传染性疾病后,又出现了艾滋病、"非典"、禽流感等新的严重威胁公共健康的临床新发传染病。医学科学的发展需要新的思维方式和先进的科学技术来应对新出现的挑战和威胁。21 世纪将是生命科学进步的时代,医学将会有一个较大的发展[9]。医学科学具有实践性、特殊性、整体性等特点,医学科学的发展要实现促进广大人民健康水平提高的目标,必须把医学发展作为一种社会行为。在法律上把生命健康权明晰化,将推动医学发展和公共卫生事业建设以法律形式确定下来,把医学领域的健康促进、疾病预防上升到法律规范的高度,才能真正开展和推广公共卫生事业。

四、"健康中国"视域下制定《基本医疗卫生与健康促进法》的实施路径

（一）实现行政法调控模式向社会法调控模式的转变

中华人民共和国成立以来,党和政府在医疗卫生领域法治建设中进行了积极探索,取得了丰硕的成果和经验,但在立法实践中,主要采用的依然

是行政主导型的思维和手段,这就使得我国医疗卫生法律体系带上了浓厚的行政色彩。因缺少社会力量参与,这种以公权力为主导的法律调控模式在发展医疗卫生事业的过程中存在难以解决的缺陷,社会群体、市场机制、个体等方面的主观能动性难以发挥。在制定《基本医疗卫生与健康促进法》时,我们应创新法律调控模式,改变单纯依靠政府公权力发挥作用的模式,使医疗卫生事业的发展与国家机器高效运作相结合、与市场机制合理配置资源相结合、与社会化网络相结合,这样才能制定好适应"健康中国"建设需求的《基本医疗卫生与健康促进法》。因此,创新法律调控机制,为社会力量和市场机制发挥作用营造有利环境,解决传统行政调控的缺陷,实现行政调控和社会法调控的有机结合,是制定《基本医疗卫生与健康促进法》的必然选择。[10]

(二)统筹考虑与医疗卫生有关的其他立法建设,重视地方医疗卫生立法

随着医学的发展、医学模式的转变,"大卫生"的概念逐渐形成,医疗卫生的内涵逐渐扩展,涵盖了与公众健康相关的全部领域。因此,《基本医疗卫生与健康促进法》的制定要统筹考虑其他与医疗卫生有关的法律法规,加强相关法律建设,比如环境立法、动物免疫等领域。从"大卫生"的角度来看,工农业生产、交通运输、食品药品监管、医疗、教育等领域的立法都与医疗卫生有一定联系,因此,能否做到《基本医疗卫生与健康促进法》既全面系统又与相关法律协调统一是立法工作成败的关键。此外,中国地大物博,国情复杂,各地区经济社会发展水平、文化传统、风俗习惯、自然环境等都有较大差异。国家层面的《基本医疗卫生与健康促进法》属于对全国范围内医疗卫生事业发展的纲领性、原则性、整体性的规范,难以有效估计地方区域差距,可能出现部分地方不适应的情况。因此,在国家层面的《基本医疗卫生与健康促进法》颁布后,要督促各地根据统一的《基本医疗卫生与健康促进法》,结合地方实际,拿出符合地方特色的配套法律法规。

(三)高度重视医疗卫生法律中的技术性因素

《基本医疗卫生与健康促进法》涉及全体公民健康,不仅需要政府、市场充分发挥作用,还离不开医学技术的发展。医学模式的改变、疾病谱的变

化,对医疗卫生立法工作提出了更高的要求,因此需要加强多学科交叉、多部门协调沟通。医疗卫生法律体系是否完善,在很大程度上反映了一个国家医疗卫生事业建设是否成熟,缺失法律保障的医疗卫生事业建设将是海市蜃楼。随着全球化的发展,医疗卫生领域的研究与实践出现了全新的变化:由静态概念转化为动态概念;由单维模式转换为多维模式,不再局限于关注单一"疾病问题",视野扩大至身体、心理、社会、基因等维度;传统疾病和新型疾病的交叉、变异,给疾病预防带来了新的挑战。在医疗卫生领域发生如此巨大转变的背景下,单纯的"预防性"立法就显得相当滞后,特别是在医疗卫生领域发生重大突发事件后,要想及时有效地应对,就需要完善的卫生行政管理体制和健全的医疗卫生法律体系,这也是对《基本医疗卫生与健康促进法》是否行之有效的重大考验。

参考文献

[1] 殷啸虎,叶青. 法学理论前沿[M]. 上海:社会科学院出版社,2016:407.
[2] 陈云良. 基本医疗服务法制化研究[J]. 法律科学,2014,32(2):73-85.
[3] 刘莘,覃慧. 卫生法理论体系建构的前提[J]. 行政法学研究,2015(4):55-67.
[4] 高静,王梅红,崔媛媛. 健康公平:基本医疗卫生法的核心价值[J]. 医学与法学,2016,8(02):29-32.
[5] 明平静,刘胜军,刘涛. 新发传染病带给疾病预防控制工作的思考[J]. 解放军预防医学杂志,2017,35(01):82-84.
[6] 张伟. 生物-环境-人文医学模式[J]. 医学与哲学,2015,36(10):92-94.
[7] 甄雪燕. 近百年中国传染病流行的主要社会因素研究[D]. 武汉:华中科技大学,2011:113-135.
[8] 黄娟,董扣艳. 生态文明视角下环境与健康关系思考[J]. 创新,2014,8(2):21-26.
[9] 胡飞跃. 卫生法的立法与医疗卫生基本制度[J]. 医学研究杂志,2007(11):126-128.
[10] 申卫星. 医患关系的重塑与我国《医疗法》的制定[J]. 法学,2015(12):79-91.

——原载于《家庭医药·就医选药》,2019(01);作者:胡伟力。

性别视阈下完善妇女生育权的保障研究①

维护妇女权益,是发展和保障人权的需要,也是衡量一个社会文明进步程度的重要标志。为了实现真正的男女地位平等,越来越多的国家把社会性别作为一种分析角度,在立法与制度构建中渗透社会性别公正的观念,以期实现真正的公平正义。女性在生育过程中发挥着十分重要的作用,生育权是妇女权利中相当重要的一项权利,而生育权主体中男女双方所承载的权利与义务是不同的,从性别角度来说,女性面临的风险更大,因此需要更多法律保护。我国在妇女生育权利保障方面的法律规定较为笼统,随着科技的发展与新兴事物的出现,如何完善女性生育权保护是亟待解决的问题。本文首先介绍性别公正的定义及其历史演进,然后分析我国目前有关妇女生育权利保障的立法的现状和缺陷,最后从性别视阈的角度提出完善我国妇女生育权保障制度的建议,力求我国的生育权制度更加全面完善、更符合法制的要求,最终寻求对妇女生育权利更加高效有力的保障机制。

一、性别制度公正的本质

美国曾有著名历史学家对"社会性别"做出定义：社会性别是基于可见的性别差异之上的社会关系的构成要素。[1]性别公正的本质就是要求性别分散渗入到政治、经济、法律、文化、教育、婚姻、家庭、伦理、道德、宗教、社会

---

① 因本文开始研究的时间较早,部分资料和表述是在当时语境下产生的。在整理成书出版时,对部分资料进行了更新。

习惯与风俗等各个领域的规范之中，根据不同情形派生出对性别的种种限定。[2]在漫长的人类历史中，妇女长期被排斥、被剥削，从根本上就不能享受同男性平等的权利，在这种男女不平等的情况下，通过满足女性特殊的权利要求来改善和促进社会性别公正已经成为一种比较务实化的做法。

所谓的性别制度公正，并不是因为女性的特殊生理特点而要求绝对的"女性至上"，而是不能让女性成为男性的附属品，真正公正的制度是在性别平等的基础上承认性别差异的制度，社会发展强调男女平等的理念，但是法律不应漠视女性与男性的自然生理差异和社会性别差异，要给予女性特殊的法律保护。[2]我们不应把女性的生理特点当成女性的弱点，而应重视女性的生育权利，因为女性生育权与生命创造息息相关，也与社会的发展和进步密不可分。但我们在保护妇女权利的同时，一方面要考虑性别公正制度是否真正起到了保护女性的作用，另一方面要考虑性别制度是否侵害了男性的合法权利。性别制度公正以社会性别为重心，解析社会两性权利关系的组成，但社会性别只是性别制度公正的考虑因素之一。

社会在不断发展，但当今社会仍然存在许多性别制度不公正的现象，女性的有些权利依旧被漠视。因此，为了实现两性平等，立法者必须从性别角度，结合传统文化和风俗习惯，对女性的保护做出特殊的法律规定。[3]

二、我国妇女生育权的发展及立法现状

（一）我国妇女生育权的发展

改革开放以来，我国的民主法制建设取得突破性的进展，以妇女为核心的权益保障制度在各个环节不断完善，为促进社会和谐稳定打下坚实的基础。[4]人类的生育经历了原始社会的自然生育、封建社会的义务生育、现代社会的自由生育三个发展阶段。[5]在第一阶段，生育是一个自然而然的事情，是一种男女两性繁衍后代的自然规律；在第二阶段，生育对于女性而言，成为一种义务，女性生育必须服从男性的安排，生育不仅是为了传宗接代，也是为了体现男性的威严与高高在上的地位；只有在第三生育阶段，人们才慢慢展开对生育权的研究，研究女性生育的合法权利。

（二）我国妇女生育权的立法现状及缺陷

《中华人民共和国妇女权益保障法》《中华人民共和国人口与计划生育法》《中华人民共和国婚姻法》《中华人民共和国母婴保健法》（以下分别简称《妇女权益保障法》《人口与计划生育法》《婚姻法》《母婴保健法》）等法律法规都对妇女生育权益的保护作了相关规定。生育权是一项基本人权，我国在性别方面对妇女生育权做出了特殊的保护。

目前我国有很多对妇女生育权的立法规定，对保护妇女生育权利有一定的积极影响，但由于缺乏相应的实施机制和救济途径，现实操作中并没有达到理想的成效。2010年12月《第三期中国妇女社会地位调查报告》中有关吉林省抽样数据的统计结果显示，女性职工在产假期间的收入与产前一样的比例在机关事业单位中达到63.7%，而在企业中只有42.3%，有21.9%的企业女性职工在产假期间没有收入。近年来出现的生育权方面的新兴事物，如辅助生殖技术的法律规范是严重滞后的，也不利于对女性生育权的保护。所以我国法律对妇女生育权的保护还存在以下几个方面的缺陷：

1. 缺乏有效解决两性生育权矛盾的相关规定

我国现行法律对妇女生育权的规定笼统繁杂，只是在各个部门法中有相应的一些零散法条，这就使得对妇女生育权的保护不够系统。我国目前的法律法规中，对于解决男女两性就生育权产生冲突的立法还不完善。实践中，夫妻之间因生育权发生冲突，只能通过夫妻间的沟通调解来解决矛盾，却无法从法律制度上获得帮助。2022年我国在《妇女权益保障法》修正案第三十二条中规定："妇女依法享有生育子女的权利，也有不生育子女的自由。"2021年修订的《人口与计划生育法》第十七条规定："公民有生育的权利，也有依法实行计划生育的义务，夫妻双方在实行计划生育中负有共同的责任。"我国法律规定"夫与妻是生育权的主体"，均享有行使该权利的自由，如果夫妻双方对于是否生育的意愿不同，就会导致生育权行使的矛盾与冲突。《最高人民法院关于适用〈中华人民共和国婚姻法〉若干问题的解释（三）》第九条规定："夫以妻擅自中止妊娠侵犯其生育权为由请求损害赔偿的，人民法院不予支持；夫妻双方因是否生育发生纠纷，致使感情确已破裂，一方请求离婚的,人民法院经调解无效,应依照婚姻法第三十二条第三款第(五)项的规定处理。"该条款说明我国法律肯定了妇女生育的自由权,也肯定了生育权矛盾可以成为离婚的原因之一。该规定对解决实践中夫妻间的生育权冲突问题提供了一定的法律依据,但也在社会上引起了很大的争议,该条款在利益平衡与权利取舍上显得过于笼统。[6]实际生活中,生育权冲突的情况是非常复杂的,由于缺乏具体的法律依据,因此不能适当地处理两性生育权冲突及侵权问题。

2. 经济相对落后地区优化生育政策执行力度差

从现实出发,现中国仍然有很多地区对"优化生育"政策的执行力度差。这些地区经济欠发达,由于其特殊的地理、社会、经济、文化风俗的影响,妇女生育权时时被漠视、被侵犯。这些地区妇女文化水平相对低下,妇女优生优育意识淡薄,他们的观念仍然是想通过孩子来改善贫穷的状况,丝毫不控制人口的数量与质量,那样只能导致经济发展更加落后的局面。这些地区的妇女生育权问题还包括了传统观念与生育权之间的矛盾,在有些西部少数民族地区,特异的民族风俗认为生育是属于民族的绝对自由,妇女只是生育的工具,完全剥夺妇女自主决定生育的权利,这是违反了我国的法律规定,侵犯了妇女生育权利的。因此必须加强对这些地区"少生优生,晚婚晚育"的宣传,认真贯彻执行晚婚晚育的政策,加强这些地区妇女生育权的保障。

3. 对女职工生育权的保护引发"反效应"

2022年修订的《妇女权益保障法》第四十八条规定:"用人单位不得因结婚、怀孕、产假、哺乳等情形,降低女职工的工资和福利待遇,限制女职工晋职、晋级、评聘专业技术职称和职务,辞退女职工,单方解除劳动(聘用)合同或者服务协议。"这些法律规定对于女职工生育权益的保护是十分有效的,但某些用人单位在招聘录用女性职工时会将其同男性职工进行"成本-效用"分析,这就导致了部分用人单位在招聘员工时优先选择男性。由于某些用人单位逃避其保障女性职工生育权的法律责任,女性职工在就业过程中很难实现与男性职工的同工同酬。近年来,我国生育率持续走低,开始进入老龄化社会,为了应对这一问题,我国做出实施三孩生育政策及配套支持措施的重大决策,该政策一方面让民众欢呼,另一方面可能会让女性遭遇更多的就业限制与事业发展瓶颈。

4. 辅助生殖技术下的女性生育权保护问题

1)缺乏对单身女性生育权的规定

随着社会的变革,在多元化价值观影响下,单身而选择生育的女性越来越多,但因为我国法律对于公民的生育权利,仅仅只是涉及夫妻这一生育主体,单身女性的生育权利和义务则没有相关的规定,现行的《婚姻法》只是确认了非婚生子女的权利,这是不利于对单身女性生育权保护的。根据我国计划生育政策的规定,实施计划生育的责任主体是夫妻双方。目前我国只有吉林省、上海市、广东省、辽宁省明确规定单身女性可以在一定条件下实现其生育权,如2014年吉林省修正的《吉林省人口与计划生育条例》第四章第二十八条规定:"达到法定婚龄决定不再结婚并无子女的妇女,可以采取合法的医学辅助生育技术手段生育一个子女。"[7]除了以上几个地区,其他地方具有人工辅助生殖技术资质的医院禁止未婚生育,部分单身女性为了实现生育愿望会向一些非法机构寻求帮助,可能会导致其生理与心理的损害。

2)缺乏女性冻卵法律问题明确规定

冷冻卵子属于人类辅助生殖技术范畴,冷冻卵子这一医学概念在我国法律的界定上比较模糊,一直处于尴尬的灰色地位。大龄女性生育难,所以选择通过冷冻卵子来保持自己的生育能力,相当于为自己选择一份生育保险。原卫生部2003年修订的《人类辅助生殖技术规范》规定:"禁止给不符合国家人口和计划生育法规和条例规定的夫妇和单身妇女实施人类辅助生殖技术。"《人类辅助生殖技术规范》等法律法规与实施细则出台时间较早,因此并没有针对"冷冻卵子技术"设置的准入标准与监管措施。科学技术的发展是把双刃剑,冷冻卵子技术在解决社会问题的同时,也会引发一些不良反应,比如取卵对女性带来的身心影响。"冻卵"在我国现阶段存在技术以及用药风险,包括大龄女性的生育风险及由此引发的社会问题。

三、性别视阈下完善我国妇女生育权保障的建议

法律强调保护女性的生育权,并不否定男性的生育权保护,但是对"夫与妻具有完全平等的生育选择权"的理解显然缺乏社会性别公正理念,如果忽略了两性的差异,一味地予以同样的保护,就会只实现形式上的平等,并在一定程度上减弱对女性生育权保护的效应。妇女在生育期间面临较大的风险,只有赋予女性更多的生育自由选择权才能维持权利义务的平衡。[8]因此,从性别视角加强对妇女生育权利的保护,有助于确立女性的主体性价值,更有利于保障妇女的其他人权,对实现男女平等和社会正义都具有重要意义。结合我国在保障妇女生育权利方面的现状和问题,本文从性别视角提出关于完善我国妇女生育权利保障的建议。

（一）完善立法,建立两性生育权冲突解决机制

我国目前缺乏两性生育权冲突解决机制,《最高人民法院关于适用〈中华人民共和国婚姻法〉若干问题的解释(三)》的第九条规定对于解决两性之间一定类型的生育权冲突有指导意义,但是实践中生育权冲突类型是非常复杂的,还需要更翔实的法律实施细则来解决夫妻生育权纠纷。我国应加快生育权的相关立法与修订,进一步细化与完善生育权的相关法律规定,为司法实践中出现的生育权矛盾提供可行的解决方案和思路。完善两性生育权冲突解决机制更有助于保护妇女的生育权益,根据损益衡量的方法,建立该解决机制时,在平等原则上向女性倾斜更为适合,理由如下:女性怀孕存在很大风险,怀孕还可能影响女性的其他生命、健康等权利。[9]医学表明患有先天性心脏病、躁狂抑郁性精神病、糖尿病、多基因遗传性疾病等疾病的女性是不适合生育的,若丈夫强行要求妻子生育,极有可能导致妻子的生命健康受到损害。在生育上男女的"绝对"自由将导致妇女处于不利的位置,所以存在生命风险时,男性的生育权应该让位于女性的生命健康权。

（二）解决经济相对落后地区妇女生育权的保护

受到传统观念的影响,妇女的维权意识薄弱,因此除了完善立法规定,

政府应该加大普法力度，使整个社会尊重妇女的生育权，提高经济相对落后地区妇女对自我生育权的保护意识，提高其生育的自主性，增强其生育的自控能力，使其摆脱多生子女或养儿防老思想的羁绊，从根本上解决性别失调的问题。对经济相对落后地区的妇女给予经济上、政策上、文化教育上、思想上的帮助和扶持。政府可支持夫妻自由选择子女姓氏或实行双姓制度，让夫妻双方参与到计划生育中来，使夫妻双方在进行生育决策时进行更多理性的思考，自觉控制生育行为。[10] 对于经济较为落后地区农村少数民族妇女群体，立法时要考虑当地的风俗习惯，以促进生育制度的实施，保障其生育权益。各地政府应建立符合当地妇女特点的生育保险制度，保障她们在生育期间得到必要的经济补偿和医疗保健。

（三）建立保障机制对女性职工生育权进行保护

我国存在的就业性别歧视实际上是用人单位追求利益最大化与女性生育成本非社会化的矛盾。因此，若要排除法律对女工生育权保护所导致的反效应，必须建立完善的女工生育权保障机制，实现生育成本分担多元化或社会化，生育虽然属于家庭事务，但从社会发展而言，女性生育的后代是属于社会的。因此，一是国家应当主动承担女工生育权义务，即由国家财政每年拨付专项资金给予妇女生育补助，由我国计划生育管理部门和妇女组织共同施行；二是政府通过行政干预用人单位对女性职工的生育权益保护，对于侵犯女性职工的生育权益的用人单位给予必要的行政处罚，虽然行政干预不能改变企业追求"成本-效益"的管理理念，但在法律规定的框架内可以规范其管理行为；三是我国应把女职工生育保险划入强制性的范畴，即由用人单位为女性职工投保生育保险，按期缴纳保费，然后由保险公司支付限额内的医疗费，以此分担家庭的经济负担。[11]

（四）辅助生殖技术下明确女性生育权保护

1. 在法律上赋予单身女性生育权

女性选择不同的生活方式是自己的自由，女性期望单身又渴望拥有自己的小孩是属于女性的私人权利，只要无损于其他人利益且无害于社会公共利益，法律则应当确认与保护单身女性的生育权利。

我国《宪法》中明确规定公民是生育权的主体,还需要在《人口与计划生育法》《婚姻法》等法律中规定单身女性在符合一定的条件下可以实现其生育权,建立单身女性的生育制度,该制度可以包括以下几个方面:第一,制定严格的申请和审批程序,确定申请生育子女的单身女性主体范围,包括已经成年的不处于婚姻状态的单身女性;第二,对申请生育的单身女性的经济收入、学历、生理及心理健康状况做出具体的限定,达到一定条件者才能申请;第三,规定单身女性在申请实施人工辅助生殖技术前必须确定其孩子的共同抚养人,因为单身女性在孩子成年前可能出现丧失抚养能力、死亡等各种问题,导致孩子无人抚养,为了保障孩子的健康成长,需要确定孩子的共同抚养人,共同抚养人需要签署协议并公证对孩子的抚养义务,对共同抚养人的经济收入、学历背景、身心健康等情况也需做出具体的限定。

2. 国家应该出台《人类卵子库管理办法》,规范女性冻卵问题

从生物学角度来说,卵子的质量决定女性的生育能力,所以"冻卵"技术是一种帮助大龄未婚或具有不孕不育风险的女性保持生育能力的一种现代人类辅助生殖技术。"冻卵"虽然目前还存在技术风险与社会问题,但可以帮助少数人实现生育愿望,大多数女性选择"冻卵"也是无奈之举,可能其面临现实困难,比如患有生殖类疾病、年龄偏大、在癌症手术和化疗之前需要进行卵子冷冻以保留生育能力等。在不违反国家生育政策的情况下,法律承认女性有冷冻自己卵子的权利,实际上是维护和保障部分女性生育权的一种体现,也是法律对现实的需求进行有效回应的选择。

我国应尽快修订《人类辅助生殖技术管理办法》或立法制定专门的《人类卵子库管理办法》,改变人类辅助生殖技术管理思路,正视卵子技术管理方面的问题。我国应当为冻卵划定边界,防止非法买卖卵子等问题。立法时进一步明确冻卵者的生命健康权、自主决定权、隐私保护权、生育权等各种权利,为"冻卵"技术的发展提供切实的法律支持。[12]与此同时,我国还需提升冻卵技术,加强对冻卵的技术监管,制定安全性评估措施,减少冻卵过程中对女性身体与心理的伤害。

参考文献

［1］谭兢常,信春鹰.英汉妇女与法律词汇释义［M］.北京：中国对外翻译出版社,
　　1995：13-14.

［2］吕美颐.性别制度与社会规范［D］.郑州：郑州大学,2010.

［3］陈苇,冉启玉.公共政策中的社会性别：《婚姻法》的社会性别分析及其立法完
　　善［J］.甘肃政法学院学报,2005(1)：41-49.

［4］林建军.妇女法基本问题研究［M］.北京：中国社会科学出版社,2007：
　　164-188.

［5］陈智慧.妇女生育权实现的法律保护［J］.政法论坛,2000(4)：22-26.

［6］周永坤.丈夫生育权的法理问题研究：兼评《婚姻法解释(三)》第9条［J］.法
　　学,2014(12)：9-15.

［7］刘帅.单身女性生育权问题研究［D］.南京：南京师范大学,2012.

［8］于涓.女性视角下的夫妻间权利义务平衡［D］.武汉：武汉大学,2012.

［9］赵小燕,马晓芳.论女工生育权的社会保障机制［J］.产业科技论坛,2007,6(4)：
　　75-76.

［10］吴宁,岳昌智.女性权利的法律保护［M］.上海：同济大学出版社,2010：
　　92-93.

［11］刘江月.性别制度公正视野下的妇女权利保障研究［D］.长春：东北师范大
　　学,2013.

［12］刘长秋."冻卵"呼唤法律的暖意和刚性［N］.健康报,2015-08-20(006).

——原载于《医学与法学》,2017,9(05)；作者：王琼。

论医疗联合体运行中存在的法律风险

——以某市医疗联合体为例

　　《中共中央　国务院关于深化医药卫生体制改革的意见》提出了进一步促进基础公共卫生服务逐步均等化、大力加强公立医院试点改革、科学统筹公共卫生服务与医疗服务两大体系等诸多要求。[1]党的十八届三中全会提出，要建立完善合理的分级诊疗模式，实现基层首诊、双向转诊、急慢分治、上下联动的分级诊疗制度和城市医院与基层医疗机构分工协作的医疗服务体系，形成合理的就医流程。为了实现合理的分级诊疗模式，2013 年原卫生部副部长马晓伟明确提出全面推进组建"医疗联合体"，目的就是"以大带小"，让大型公立医院的技术力量带动基层医疗机构的发展，从而达到医疗资源的最大化利用和居民就诊的合理分流，推动分级诊疗格局的形成，该模式是"十二五"规划中关于医疗卫生方面的重大举措之一。[2]《四川省深化医药卫生体制改革 2014 年主要工作安排》中提出鼓励大型公立医院向基层延伸发展和以托管、联办等方式促进区域性医疗技术的提升。医疗联合体的发展已经成为深化四川省医疗卫生改革的重点之一。

　　2015 年，成都市第三人民医院——蒲江医疗联合体签约仪式在蒲江县人民医院举行。成都市第三人民医院——蒲江医疗联合体是以成都市第三人民医院为牵头医院、蒲江县人民医院为中间枢纽医院、蒲江县辖区内的基层医疗机构为兜底医院组成的 1+1+n 新型医疗服务体系。[3]笔者对成都市第三人民医院——蒲江医疗联合体运行现状进行调查分析，发现医疗联合体在运作中存在诸多的法律缺陷，容易产生纠纷和矛盾，需要采取措施防范法律风险。

一、成都市第三人民医院——蒲江医疗联合体运行现状调查

本研究以成都市第三人民医院——蒲江医疗联合体为调查对象，对该医联体的医务人员和周边居民进行了问卷调查，采用随机抽样的调查方式总共发出问卷 252 份，其中医务人员 105 份，居民 147 份。问卷经过预调查并修改，确定调查的主要内容包括两个方面。医务人员方面：① 医务人员对医联体的了解程度；② 医务人员是否接诊过转诊病人；③ 医务人员对转诊标准的看法；④ 医联体建设存在的问题。居民方面：① 居民对医联体的了解程度；② 居民对医联体内双向转诊的看法；③ 居民对医联体内医疗纠纷处理的看法等。

（一）三级医院医务人员对医联体的认知情况

调查结果显示，调查对象（医务人员）中只有 47.9％的医务人员对医疗联合体比较了解。表1 即用不同性别、年龄、科室、职称的医务人员与其对医联体的了解情况进行多组定量资料的秩和检验得到的结果。性别与职称对医联体的了解情况是有影响的，$P<0.05$。女性与高级职称医务人员更加了解医联体的运行模式和方式。具体情况见表1。

表1　调查对象（医务人员）对医联体认知的基本情况

影 响 因 素		医务人员对医联体的认知程度				χ^2/z 值	P 值
		听过并很了解（％）	听过一般了解（％）	听过但是不了解（％）	完全不了解（％）		
性别	男（49 人）	12.2	38.8	26.5	22.4	−3.784	0.002
	女（56 人）	35.7	46.4	12.5	5.4		
年龄	25 岁以下（17 人）	29.4	35.3	5.9	29.4	0.418	0.936
	25～35 岁（33 人）	21.2	48.5	21.2	9.1		
	36～45 岁（29 人）	24.1	37.9	27.6	10.3		
	45 岁以上（26 人）	26.9	46.2	15.4	11.5		

影 响 因 素		医务人员对医联体的认知程度				χ^2/z 值	P 值
		听过并很了解(%)	听过一般了解(%)	听过但是不了解(%)	完全不了解(%)		
科室	临床(75 人)	26.7	44.0	16.0	13.3	2.394	0.495
	护理(10 人)	30.0	40.0	20.0	10.0		
	医技(14 人)	21.4	35.7	28.6	14.3		
	行政后勤(6 人)	1.1	50	32.2	16.7		
职称	高级(27 人)	48.2	37.0	3.7	11.1	14.183	0.003
	中级(43 人)	18.6	58.1	14.0	9.3		
	初级(20 人)	10.0	40.0	40.0	10.0		
	无(15 人)	20.0	13.4	33.3	33.3		

1. 医联体的分级诊疗制度

关于医疗联合体双向转诊的标准,有 55% 的调查对象认为被调查医联体是有相应标准的,在这 55% 中又有 53% 的调查对象认为医院是严格按照标准执行转诊流程的,从数据来看,医联体的分级诊疗制度运行并不理想。且医务工作者表示有 98% 的患者病情未达标就想转入上级医院,有 98% 已好转的病人按标准应转入下级医院但因病人及其家属不愿意而未实现转诊,故不合理转诊、缺乏管理机制的情况普遍存在。这些情况都严重影响了医联体内双向转诊工作的开展。医务人员普遍认为,应该制定相应的标准来规范医联体双向转诊问题,同时还应该制定另一个相应的能够保证这个标准可以顺利执行的法律法规,否则即使有转诊的标准,患者及家属不能遵照执行,标准也就不能起到预防纠纷发生、安定社会的作用。

2. 三级医院接受转诊病人的情况

调查显示,85.7% 的医务工作者接收过下级医院转诊的病人,病床紧张是影响上级医疗机构接收下级医疗机构转诊病人的最主要的原因(占42.9%),进而导致在接收病人的数量上比较有限。也就是说不管上转还是下转,都有不同程度的难度。

3. 医联体在建设方面存在的问题

调查对象认为医联体在建设方面存在的问题主要有信息共享平台建设不成熟、政府的财政支持不足、医联体成员单位之间利益不平衡、医保支付问题等,应答率分别为:80%、69.5%、68.5%、51.4%,具体内容见表2。虽然本题为多选题,但每个选项的占比相对来说还是比较大,均超过一半,说明在被调查的医联体中,这四个方面都需要完善。比如在信息共享平台的建设方面,三级医院的全院信息共享平台已经建设得比较好了,但是基层医院和三级医院之间的信息联系还远远不够。

表2　医联体在建设方面存在的问题(多选题)

医联体在建设方面存在的问题	n(人)	应答率(%)
信息共享平台建设不成熟	84	80.0
政府的财政支持不足	73	69.5
医联体成员单位之间利益不平衡	72	68.5
医保支付问题	54	51.4
其他	9	8.6

(二)居民对医联体的了解情况

调查结果显示,听过并很了解医联体情况的调查对象(居民)只有8.7%。表3即用不同性别、年龄、职业的居民与其对医联体的了解情况进行多组定量资料的秩和检验得到的结果,$P > 0.05$,所以尚不能认为居民的基本人口学特征对医联体的了解程度有影响。具体情况见表3。

表3　调查对象(居民)对医联体认知的基本情况

影响因素	居民对医联体的认知程度				χ^2/z 值	P 值
	听过并很了解(%)	听过一般了解(%)	听过但是不了解(%)	完全不了解(%)		
性别 男(54人)	5.5	22.3	31.5	40.7	−0.672	0.501
女(93人)	3.2	12.9	44.1	39.8		

影　响　因　素	居民对医联体的认知程度				χ^2/z 值	P 值
	听过并很了解（%）	听过一般了解（%）	听过但是不了解（%）	完全不了解（%）		
年龄　25 岁以下（97 人）	4.1	17.6	41.2	37.1		
25～40 岁（24 人）	1.5	9.5	36.6	52.4	3.844	0.427
41～50 岁（21 人）	8.3	16.7	33.3	41.7		
51～60 岁（5 人）	1.5	23.5	50.0	25.0		
职业　在职人员（68 人）	4.9	18.1	43.4	42.6		
失业人员（11 人）	0.0	0.0	36.4	63.6	5.738	0.089
离职退休人员（7 人）	0.0	57.1	14.3	28.6		
其他（61 人）	4.4	13.2	47.1	35.3		

1. 居民对医疗联合体转诊标准的看法

调查结果显示，有 90.5% 的调查对象认为应该有相应的标准，只有 9.5% 的调查对象认为可以没有标准。

2. 居民对医务人员转诊权力的看法

转诊需由医务人员和患者及家属共同完成，所以就涉及医务人员是否有权力因相应的标准或规定强制要求患者转院的问题。在调查结果中，有 74.8% 的调查对象认为医务人员没有权力不经过患者及家属的同意就让其转院，只有 25.2% 的调查对象认为医务人员有权力通过自己的专业知识及相关规定来判断且决定病人的去留。

3. 居民不愿转诊回社区的原因

问卷调查的数据显示，在参与调查的 147 名居民中，有 100 人（68%）表示愿意在疾病得到控制之后转诊回社区进行后期康复治疗，另外 47 名（32%）调查对象表示不愿意转诊回社区医院进行康复治疗。调查对象不愿意转诊回社区治疗的原因中，不相信基层医院的医疗技术水平的占 38.3%；觉得可能影响到病人康复效果的占 46.8%；担心出现医疗纠纷，涉及的医疗机构会变多，处理起来很麻烦的占 8.5%；不愿意承担转院风险的占 6.4%。

4. 居民对医联体内医疗纠纷的处理

调查显示,调查对象愿意通过法律途径或者是调解形式解决医疗纠纷的占到了总体的 89.7%,说明人们是倾向于用合理合法的手段来解决医疗纠纷的。因此,笔者着重调查了在转诊的过程中,如果出现医疗纠纷,患者及家属更倾向于哪方承担责任。调查结果显示,59.86% 的调查对象认为应该根据相应的行为来判断责任,28.58% 的调查对象认为应该由医联体内的三级医院承担责任,11.56% 的调查对象认为应该由医联体内的基层医院承担责任。由此可见,我们需要一个相应的标准来规范转诊行为,才能对责任的承担进行有效划分。

二、成都市第三人民医院——蒲江医疗联合体运行中的法律风险

（一）对医联体的运行模式认知不够可能导致纠纷

1. 医务人员对医联体运行模式认知不够可能导致纠纷

调查结果显示,医联体的医院在宣传方面做的工作还不够,医务工作者也没有完全了解医联体运作模式和出现问题时的处理方式,这样不利于医联体的发展,也容易引发医疗纠纷,影响社会的稳定。医疗机构是实施医联体的主体机构,如果医务人员不能完全了解医联体的运行模式和相关的法律政策,就不能向患者宣传。若因为医务人员不了解转诊标准而引发纠纷,也会对医疗机构产生负面影响。医务人员作为一种最有效的宣传途径,对医联体的运行模式认知不够就起不到有效的宣传效果。[4]

2. 患者对医联体运行模式认知不够可能导致纠纷

居民对医疗联合体的了解程度普遍不高,大多数人都只是听过但是不了解医联体,也不知道医联体的具体实施方式,更不了解在医联体内就医发生医疗纠纷后的相关法律问题,比如责任的划分等。因此实施医联体的相关部门还应该在宣传方面多做工作,让居民能够知道并了解医联体,使医联体能解决居民"看病难"的社会问题,起到维护社会稳定、安定

民生的作用。

（二）转诊标准有缺陷可能导致纠纷

调查对象（医务人员）中还有 45％ 的医务人员认为转诊没有标准，这说明被调查医联体内部制定的标准普及程度不高，由此导致标准得不到很好的执行，这其中可能有部分原因是标准本身的可操作性不强，不能满足现在医联体分级诊疗的情况；还有一部分原因在于患者的配合度不够高，如果患者不愿意积极地配合医务人员，这个标准也很难得到实施。由于医疗行业具有很强的专业性，一般的大众很难判断，所以医疗机构就掌握了制定转诊标准的主导性。按照一般的情况，参与者都应该是制定者，但在这样一个不对等的情况下制定下来的标准，它的被遵守的可能性就会降低，而标准的不被遵守就直接导致医联体的分级诊疗不能顺利实施。

（三）责任的划分不明确可能导致三级医院承担的责任更重

调查显示，在转诊的情况中如果出现医疗纠纷，患者及家属在基层医院和上级医院中还是更倾向于选择上级医院来承担赔偿或补偿责任，因为规模更大的医院抗风险能力更强。责任划分不明确的原因有很多，主要是现有的法律法规中没有对医疗联合体的明确规定，部分试点省市印发了行政性的指导意见，医疗联合体的发展还处于改革探索阶段，大多数医疗联合体采取的是专科对专科的业务合作模式，整体的规划与发展并没有形成，医联体内的利益与责任的划分也不规范。

三、解决医疗联合体运行中法律风险的建议

（一）针对医务人员和居民对医联体认知不够的解决建议

1. 提升医务人员自身对医联体的了解程度

调查结果显示，女性和高职称的医务人员对医联体的了解情况较好，说明在医联体信息宣传方面，男性的敏感程度不及女性，低职称的医务人员接收到的医联体信息更少，因此可以加大针对男性和低职称医务人员的宣传力度。整体而言，要提升医务人员自身对医联体的了解程度，需要动员全医院的医务人员参与到医联体的建设中来。对医联体信息的宣传可以通过会

议论坛或科室内部学习的方式进行。

2. 在居民中进一步推广医疗联合体

如果医联体在宣传时只在离自己较近的区域内进行宣传,或者是只在与医联体有关联的基层医疗机构周边进行宣传,就会使得只有有限范围内的居民了解医联体。为了进一步推广医疗联合体,可以选择用新媒体,通过微博、微信、公众号等方式在人群中进行宣传,还可以在里面推广、普及一些医疗知识和相关法律法规。随着社会老龄化进程逐渐加深,老年人是医疗机构服务的较多的一个群体,但是老年人相对于年轻人来说,接收新理念和新思维要慢一些,因此应鼓励年轻人多花时间向家里的老年人进行宣传和解释。

(二) 针对转诊标准存在缺陷的解决建议

1. 首先明确医联体双向转诊的形式和内涵

卫生行政管理部门以及医学协会应该制定相关标准:① 基于临床路径的病种转诊标准,包括制定双向转诊的上转和下转标准;② 具体的医疗服务质量标准,对不同级别的医院的技术力量、设备进行评判,对疾病诊治进行分级管理,不同难度的疾病由不同级别的医院进行治疗,以此完善双向转诊判定标准。必要的时候,还可以先将非专业医学的标准进行公示,在公示期有异议的居民可以提出自己的意见和建议,据此对标准进行修改与完善。这样既可以解决单方面由医疗机构制定标准、患者不愿意配合的情况,也可以解决医疗机构单方面制定出来的标准可能出现的一些考虑不周的问题。通过这种方式制定的标准实施起来可能更加容易一些。

2. 加强双向转诊方面信息平台的建设

现在大部分医院已经使用电子病历和电子医嘱,但是医联体各个医疗机构的对接工作还有待完善,因此加强双向转诊方面信息平台的建设,使用同一个数据库或是能够互相浏览的数据库,将患者全面的就诊信息记录在内,有利于患者双向转诊工作的顺利进行。我国出台了《医药卫生体制改革近期重点实施方案(2009—2011 年)》,其中就提出要逐步建立全国统一的居民电子健康档案,加强规范化管理。[5]以此为契机,医联体内可以大力推进以健康档案和电子病历为基础的区域卫生信息化建设,打造病人诊疗资料互通、结果互认的信息平台,在转诊中有利于医生对病人疾病的整体把握,为病人提供整体性、持续性的医疗服务。

（三）针对医联体中可能出现纠纷的解决建议

1. 划分权利与义务

权利与义务是相对应的,医联体的医务人员在进行转诊诊断时应严格按照相应的转诊标准来执行,这是医务人员的义务,相应的医务人员也应该有决定哪些病人应该转诊的权利,是否转诊并不取决于患者及其家属。患者在医联体内看病时有权利得到诊断治疗,同时也有义务听从医务人员的安排。通过给医务人员赋权,可以有效减少医联体内因为转诊或者其他诊疗导致的医疗纠纷的发生。

2. 建立风险分担机制

各级医院的利益需求和风险承担能力不同,应该合理协调各级医院之间的利益分配关系。因此可以在医疗联合体内部建立理事会等法人治理结构,负责医疗联合体内的总体发展规划、各医疗机构间资源统筹调配等重大事项的决策,及时处理医疗联合体运行中的问题,这有利于实现医疗联合体的有序运转。可以考虑建立紧密型医联体,在此基础上各机构在收益方面建立收益分享机制,与此同时,还要建立风险分担机制,各方既是利益共同体,也是责任共同体。

在有关医联体的法制建设方面,我国应尽快出台一部较全面的规范医联体运行及相关问题的法律,这样在医联体的实施过程中,部分阻力将会减少,有利于医联体的建设。

参考文献

［1］俞立巍,徐卫国.法人治理结构在区域性医疗联合体中的实施路径探析［J］.中国医院,2010,14(12)：25－28.

［2］王琼,孙雪,黄宵.公立医院"医疗联合体"改革探析［J］.医学与哲学(A),2014,35(08)：57－60.

［3］新华网.成都:"闭环服务"促分级诊疗［EB/OL］.［2016－01－04］.http://news. xinhuanet.com/local/2016－01/04/c_1117661432.htm.

［4］刘默涵,李禄峰,潘雪薇.浅谈当今医患关系紧张的成因及对策［J］.黑龙江医 学,2014,38(07):847－848.

［5］罗晓冰.医疗纠纷司法鉴定模式的探讨［J］.中国司法鉴定,2004,S1:43－44.

——原载于《医学与法学》,2017,9(02);作者:刘雯婧,王琼。

第二篇

新时代卫生健康事业发展改革热点问题

医师多点执业制度实施的现状调查及相关建议

——以成都市为例

"看病难、看病贵"是我国目前的一个现状,导致该问题的原因就是医疗资源分布和配置严重失衡,比如优秀卫生人才基本上都集中在城市的大医院。为缓解这一现象,我国 2009 年 3 月公布《中共中央　国务院关于深化医药卫生体制改革的意见》,提出"稳步推动医务人员的合理流动,促进不同医疗机构之间人才的纵向和横向交流,研究探索注册医师多点执业"。为了更好地推行该制度,2009 年 9 月公布的《卫生部关于医师多点执业有关问题的通知》对医生多点执业做出了明确的解释:"医师多点执业是指医师在两个以上医疗机构从事诊疗活动,不包括医师外出会诊。"[1]2013 年 11 月 15 日发布的《中共中央关于全面深化改革若干重大问题的决定》中提出要深化医药卫生体制改革,其中的内容之一就是要建立科学的医疗绩效评价机制和适应行业特点的人才培养、人事薪酬制度,允许医师多点执业。但各数据和报道显示,我国医师多点执业制度的推行依然面临障碍,广东省、云南省、北京市等地在 2009 年率先开展试点工作,但在其实施的过程中效果并不理想。如云南省于 2009 年 8 月在昆明市开展多点执业试点,截至 2011 年 5 月底,办理人员仅占昆明地区医师注册人数的 5.32%。[2]四川省成都市在 2011 年 3 月启动医师多点执业试点工作,锦江区、成华区、龙泉驿区、彭州市的医师可到其他医疗机构"兼职",截至 2012 年 9 月,仅有 22 名医生成为合法的"走穴"者。[3]为此,我们试图分析影响医师多点执业制度推行的因素,在此基础上提出相关建议,期望对成都市乃至我国该方案的实施推进提供参考依据。

一、研究对象与方法

（一）问卷调查法

1. 调查对象

本研究通过随机抽样的方法抽取成都市 480 名医生进行问卷调查。

2. 调查方法和内容

采用自行设计的问卷,由统一培训的调查员收集资料。调查涉及的内容包括医师的基本情况、其对自身工作现状的满意度、其对医师多点执业制度的认知情况与支持度、影响其选择医师多点执业的因素四个部分。调查时间：2013 年 7 月至 9 月。

3. 统计学方法

数据分析用 EpiData3.02 建库,运用 SPSS11.5 软件[①]进行统计分析,主要计算频数指标并进行分布描述、χ^2 检验,其中 a 为 0.05。

（二）文献法

收集被调查地区医师多点执业制度相关的政策、文件及相关研究,了解医师多点执业制度的基本情况。

（三）访谈法

自制访谈提纲,对 18 名成都市医院人力资源管理人员进行访谈,其中包括 2 家三级医院的 6 位、3 家二级医院的 6 位、4 家基层医疗机构的 6 位人力资源管理人员进行访谈。访谈主要内容包括访谈对象所在医院医师多点执业的情况、对医师多点执业的支持度、对开展医师多点执业的意见和建议。

二、结果

（一）调查对象基本情况

本次调查对象共 480 人,回收有效问卷 435 份,有效率为 90.63%。其

---

① SPSS 全称为 Statistical Product Service Solutions,即"统计产品与服务解决方案"软件。

中,男性 200 人(45.98%),女性 235 人(54.02%);医院级别:三级医院 150 人(34.48%),二级医院 285 人(65.52%);年龄:≤25 岁 15 人(3.45%),26～34 岁 75 人(17.25%),35～44 岁 150 人(34.48%),45～54 岁 175 人(40.22%),≥55 岁 20 人(4.6%);工作年限:≤5 年 40 人(9.2%),6～9 年 50 人(11.49%),10～19 年 175 人(40.23%),20～29 年 150 人(34.48%),≥30 年 20 人(4.6%);职称:正高级职称 85 人(19.54%),副高级职称 160 人(36.78%),中级及以下职称 190 人(43.68%);学历:博士研究生 5 人(1.15%),硕士研究生 155(35.63%),本科 250 人(57.47%),大专 25 人(5.75%);调查人数中每周工作天数>5 天的有 245 人(56.32%),每天工作时间>8 时的有 270 人(62.07%)。

(二)调查对象对自身工作现状认知情况

调查对象对其目前收入满意的有 75 人(17.24%),一般的为 245 人(56.32%),不满意的为 115 人(26.44%);针对提高收入的主要途径,210 人(48.28%)选择调整工资政策,100 人(22.98%)选择增加奖金,125 人(28.74%)选择业余时间进行医疗服务兼职。

(三)调查对象对医师多点执业制度的认知情况及支持度

调查对象中对该制度非常了解的占 19.54%;有 56.32%的调查对象表示有多点执业的意愿;申请了多点执业的占 2.07%;82.76%的调查对象认为医师多点执业是未来的发展方向;若要申请多点执业,有 54.02%的调查对象选择与工作单位同级别的医院,未选择基层医疗机构多点执业的调查对象中有 51.87%的人认为这样选择的原因是基层条件不足。具体情况见表 4。

表 4　调查对象对医师多点执业的认知情况与支持度

内　容	n(人)	百分比(%)
医师多点执业的知晓度		
非常了解	85	19.54
比较了解	245	56.32
听过,但不是很清楚	90	20.69

续　表

内　　容	n(人)	百分比(%)
没听过	15	3.45
调查对象是否有意愿多点执业		
是	245	56.32
否	190	43.68
调查对象是否申请了多点执业		
是	9	2.07
否	426	97.93
调查对象是否认同多点执业是未来的发展趋势		
认同	360	82.76
不认同	75	17.24
若要申请,愿意选择的多点执业机构		
与工作单位同级别的医院	235	54.02
基层公立医院	140	32.19
私立医院	60	13.79
不愿选择基层医疗机构作为多点执业机构的原因		
基层条件不足,增加执业风险	153	51.87
收入不高	76	25.76
交通不便	66	22.37

通过 χ^2 检验可知,不同性别、在不同级别医院工作的医师对多点执业的态度差异有统计学意义。男性医师更愿意选择多点执业;二级医院的医师比三级医院的医师更愿意到其他医疗机构开展诊疗服务。具体情况见表5。

表5　如果有医院邀请,是否愿意选择多点执业的情况分析

项　　目		愿　　意		不　愿　意		χ^2	P
		n(人)	百分比(%)	n(人)	百分比(%)		
性别	男	145	72.50	55	27.5	7.878	<0.05
	女	100	42.55	135	57.45		

项　　目		愿　　意		不　愿　意		χ^2	P
		n（人）	百分比（%）	n（人）	百分比（%）		
学历	硕士以上	115	71.88	45	28.12	5.340	＞0.05
	本科	115	46.00	135	54.00		
	大专	15	60.00	10	40.00		
工作年限	≤5	5	12.50	35	87.50	7.476	＞0.05
	6～9	30	60.00	20	40.00		
	10～19	100	57.14	75	42.86		
	20～29	95	63.33	55	36.67		
	≥30	15	75.00	5	25.00		
职称	正高	45	52.94	40	47.06	3.326	＞0.05
	副高	110	68.75	50	31.25		
	中级及以下	90	47.37	100	52.63		
医院级别	二级	190	66.67	95	33.33	7.191	＜0.05
	三级	55	36.67	95	63.33		

　　数据显示，收入情况以及对该制度的了解度对医师是否选择多点执业有明显影响。对自己收入水平越满意的医师越不愿意多点执业，越了解该制度的医师越愿意多点执业，具体情况见表 6。

表 6　如果有医院邀请，是否愿意选择多点执业的情况分析

项　目		愿　　意		不　愿　意		χ^2	P
		n（人）	百分比（%）	n（人）	百分比（%）		
收入看法	满意	15	20.00	60	80.00	100.229	＜0.001
	一般	125	51.02	120	48.98		
	不满意	105	91.30	10	8.70		

续　表

		愿　意		不　愿　意		χ^2	P
		n(人)	百分比(%)	n(人)	百分比(%)		
对医师多点执业制度的了解度	非常了解	60	70.59	25	29.41	15.978	<0.05
	比较了解	165	67.35	80	32.65		
	知道一点	15	16.67	75	83.33		
	没听说过	5	33.33	10	66.67		

（四）调查对象未申请多点执业的原因

调查对象中，有426名医师未申请多点执业，调查结果的具体情况见表7。

表7　医师未申请多点执业的原因分析

内　　容	n(人)	百分比(%)
工作任务重，没有精力	115	27.00
自己不感兴趣	20	4.69
怕本单位领导有意见	140	32.86
多点执业职称、地点限制	17	3.99
不愿承担更多医疗风险	134	31.46

（五）对医院管理者的访谈情况分析

对医院管理人员的访谈结果显示：① 访谈对象所在医院申请多点执业的医师非常少；② 有3位三级医院及2位二级医院管理者对医师多点执业有顾虑，其他管理者十分支持该制度，究其原因，不支持者主要考虑到员工管理的连续性和稳定性得不到保证，绩效、奖金等各种人事管理存在障碍，医疗风险的分担，本院知识产权的技术保护，患者的流失以及本院竞争力可能被削弱或被赶超等因素；③ 医院管理者对推进医师多点执业的主要建议是健全医疗风险承担机制，平衡多点执业医师和医院、医疗机构之间的利益，建立医疗安全监管机制。

三、讨论与建议

从调查结果可以看出，大部分医师认为医师多点执业制度是未来的发展趋势，有 56.32% 的人愿意选择多点执业，但真正申请多点执业的只有 2.07%，未申请的主要影响因素体现在：① 怕医院管理者有意见；② 医疗风险分担机制不完善，不愿承担更多的风险；③ 工作任务重，分身乏术。结合调查与访谈结果，笔者认为可以从五个方面采取措施推进医生多点执业制度的运行。

（一）采取措施取得医院管理者的支持

《成都市 2012 年全域开展医师多点执业试点工作方案》规定，中级职称医师申请多点执业须经第一执业地点医疗机构同意；副高及正高级职称医师申请多点执业注册，无须经第一执业地点医疗机构同意。[4]但我国医生作为"单位人"，在申请多点执业时仍要考虑管理者的态度。医院的管理者认为开展医师多点执业，对医院的技术、病源以及管理都是巨大的挑战，为了获取医院管理者的支持，可以从以下几个方面着手：

1. 转变医院管理者的观念

医师多点执业制度是未来的发展趋势，该制度会带来挑战和威胁，但对医院来说也是机遇。《成都市 2012 年全域开展医师多点执业试点工作方案》规定执业医师可申请在成都全域范围内的各级各类医疗机构中注册执业，但不可以向高于第一执业地点等级的医疗卫生机构流动注册多点执业。由此可见，各级各类医疗机构都可以通过该制度引进优秀医生来提升医院在某些学科、某些领域的技术实力，增强其竞争力。所以医院管理者应该转变观念，接受挑战和机遇，发挥该制度的优势。

2. 医院进行人事管理制度改革来适应多点执业制度的发展

对医院来说，多点执业带来的管理挑战可以通过人事管理制度的改革来应对：① 根据每个医院的实际需求，设置和完善详细的岗位需求，保证所需岗位在需要时有相应的医生，同时对医生的工作时间合理安排，使有限资源得以最优化利用。这样既保证医院诊疗秩序不受影响,同时也可以使医生有时间和精力选择多点执业。② 医师多点执业制度推行后,医院就有两种类型的医生人员,在薪酬管理方面,针对不同执业医师可采取不同的薪酬形式。一种是本院单点执业的医生队伍,另外是多点执业的医师队伍,后者又包括外院到本院执业的医师和本院到外院执业的医师。不同类别的医师在本院的工作量和技术及效益贡献不同,其薪酬的计算方式也应不同,相应的指标都可以量化。这样就可以做到公平,又可以体现差别性。

(二)平衡各方利益

目前医师多点执业受阻的原因之一就是多方利益冲突,因此需要处理好以下利益主体之间的关系:第一执业医院和第二及第三执业医院之间的利益关系;医师和执业机构之间的利益关系。对于利益冲突的解决,也可以分为两种情况:① 为了提升基层医疗机构的水平,鼓励医生选择基层多点执业。大医院的医生到基层医院去多点执业,就可以对其从税收、财政等方面给予补偿。对医生本人来说到基层执业可以作为职称评定、考核等的一个优先条件。② 对于选择同级别医疗机构执业的医生,就可以通过签署协议,规定双方的权利、责任和义务,包括薪酬、知识产权保护、风险的承担等。[5]

(三)可借鉴采取"团队多地点执业"模式降低医疗风险

部分医生和医院管理者认为目前我国医疗风险分担机制不完善是影响多点执业的主要因素,笔者认为除了国内学者提及的完善医疗责任保险制度来分担风险外,还可以借鉴云南省的"团队多地点执业"模式。[6]该模式是由云南省心内科医师李易带领的"仁清团队"与云南省内4家医院签约多点执业。以"团队"方式多点执业,可以使医生尽快融入新环境并顺利开展工作,尤其是在手术操作中,一个配合默契的团队使得"手术安全性和成功率都更高",该模式已经成为云南省医师多点执业的典范。

(四)加强宣传,落实政策

调查结果显示,医师对多点执业制度越了解就越愿意多点执业,但是调查对象中非常了解多点执业制度的医师仅占19.54％。因此各级卫生行政部门及各医疗机构要加强医师多点执业的宣传工作，可以通过内部文件进行宣传学习，提高医师对该制度的了解程度。在"医师是否接受邀请进行多点执业"的调查中，男性医师、二级医院医师更愿意选择多点执业，因此可以积极支持与鼓励有多点执业意向的医师进行合理流动，促进医师多点执业试点工作的顺利实施。

（五）加强基层医疗机构建设，建立完善的基层服务体系

表4调查结果显示，未选择基层医疗机构多点执业的调查对象中有51.87％的医师认为基层条件不足，会增加执业风险。实行医师多点执业的目的之一是通过医生的流动提高基层医疗服务水平，但现状是基层医疗机构基础条件较差，不利于医生诊疗工作的开展，因此加强基层医疗机构建设是非常重要的，这不仅可以保证患者获得更好的医疗服务，也能吸引医师到基层多点执业，同时还能培养患者"小病进社区，大病进医院"的就医意识，实现病源的合理分流，减轻大医院医生的工作任务，使大医院医生能够身心有余地开展医师多点执业。

参考文献

［1］卫生部关于医师多点执业有关问题的通知.卫医政发〔2009〕86号［EB/OL］.（2009－09－16）［2013－04－05］. http://www. moh. gov. cn/mohyzs/s2908/200909/42823. shtml.

［2］雷成.昆明：医师多点执业仍需政策配套［N/OL］.中国青年报，2011－06－27（5）［2013－04－10］. http://zqb. cyol. com/html/2011－06/27/nw. D110000zgqnb_20110627_2－05. htm.

［3］成都医师多点执业试点全域覆盖［EB/OL］.（2012－09－08）［2013－11－04］. http://scnews. newssc. org/system/2012/09/08/013621838. shtml.

［4］成都市卫生局关于印发《成都市2012年全域开展医师多点执业试点工作方案》和《成都市医师多点执业试点工作管理办法（2012版）》的通知.成卫发〔2012〕96号［EB/OL］.（2012－08－31）［2013－04－11］. http://wenku. baidu. com/view/f6e3bf6ea45177232f60a2d5. html.

［5］彭媛媛，邓世熊.我国实施医师多点执业的法律研究［J］.医学与哲学（人文社

会医学版),2009,30(11):49-51.

[6] 雷成."李易模式"为医师多点执业改革破题[N/OL].中国青年报,2011-06-27(5) [2013-04-10]. http://zqb. cyol. com/html/2011-06/27/nw. D110000zgqnb_20110627_2-05.htm.

———原载于《医学与哲学》,2014,35(05);

作者：王琼,刘娅,孙雪,王洪攀。

从供需双方视角探索医疗责任保险的完善：以成都市为例

医疗责任保险，是以医疗机构或医务人员为被保险人，以被保险人在执业过程中由于过错致患者人身损害、死亡或财产损失时依照法律的规定或保险合同的规定对患者承担的赔偿责任为保险标的保险项目。[1]医疗责任保险最早兴起于 19 世纪，是西方发达国家解决医疗纠纷、转移执业风险的通行做法。[2]该制度的实践效果证明其在分散医疗风险、保障医患双方的合法权益、化解医患矛盾等方面具有重要的意义。

数据显示，2006 年至 2010 年，全国暴力伤医事件上涨 68%，由 10 248件猛增至 17 243 件。[3]全国 73.33% 的医院都曾发生过患者及其家属使用暴力殴打、威胁、辱骂医护人员的现象；59.63% 的医院出现过患者因对治疗结果不满意而扰乱医院正常诊治秩序、威胁医务人员人身安全的情况；61.48% 的医院出现过病人去世后家属在医院内摆花圈、烧纸、设灵堂等过激事件。[4]医患之间的矛盾如果得不到调和，紧张的医患关系如果无法得到缓解，我国卫生事业的可持续发展就会受到负面影响。政府意识到医疗责任保险对医患关系的缓解具有重要的作用，在《关于加强医疗责任保险工作的意见》中提到，到 2015 年年底前，全国三级公立医院参保率应当达到100%；二级公立医院参保率应当达到 90% 以上。[5]

我国医疗责任保险最早开展于 20 世纪 80 年代，医疗责任保险供需双方一直处于需方投保积极性不高导致供方也不愿承保，供方提供的产品不符合需方的期望而导致需方购买积极性不高的矛盾之中,[6]导致医疗责任保险面临发展乏力的困境。2015 年公布的《中国医师执业状况白皮书》的数据显示,医师对医疗责任保险的支持率从 2011 年的 13.07％增长到 24.30％,同时否定率也从 2011 年的 26.9％增长到 32.52％。[7]这些数据表明我国医疗责任保险的实施效果有限,并未实现开展医疗责任保险的初衷。尽管我国开展医疗责任保险工作已有 30 余年,但我国医疗责任保险对缓解医患关系、化解医患矛盾良效甚微。

因此,本文从医疗责任保险供需双方,即医疗机构和医务人员、保险公司的视角对成都市医疗责任保险的实施现状以及医务人员对医疗责任保险的认知与需求做了相应的调研分析,希望能够对成都市及我国医疗责任保险的良性发展提出一些可行性建议。

一、资料与方法

（一）问卷调查法

1. 调查对象

以成都市医疗机构的医务人员为研究对象,采用随机抽样的方法,在成都市范围内抽取了 21 家医疗机构(其中三级医院 7 家、二级医院 9 家、一级医院 5 家)的 310 名医务人员作为调查对象,进行问卷调查,共收回有效问卷 305 份,有效率为 98.4％。

2. 调查方法和内容

采用自行设计的问卷对医务人员进行匿名调查,问卷经过预调查并征求专家建议后修改。调查问卷的主要内容包括:调查对象的社会人口学特征、医务人员对医疗责任保险的了解情况、医务人员对医疗机构及医务人员购买医疗责任保险的看法、医务人员对医疗责任保险相关问题的看法等。

3. 统计分析

采用 Epidata3.1 进行数据资料的录入和管理,采用 SPSS 21.0 统计软件进行数据分析。分类资料的统计描述采用率或构成比,统计推断采用 χ^2 检验,对需要进行校正的数据进行连续性校正,多个样本率的两两比较采用

Bonferroni 法，以控制 Ⅰ 型错误总的发生概率。其推算过程见公式①：

$$(1-\alpha')^{C_k^2}=1-\alpha \Rightarrow (1-\alpha')^{\frac{k!}{2!}}=1-\alpha \Rightarrow \alpha'=1-(1-\alpha)^{\frac{2}{k!}}$$

（公式①）

其中 α 是原有检验水准，其值为 0.05，k 为组数，C 为排列组合的数学符号，C_k^2 表示从 k 组中抽取 2 组进行组合的结果数。

经过上述公式计算得出，当 $k=3$ 时，$\alpha'=0.017$；当 $k=4$ 时，$\alpha'=0.009$；当 $k=5$ 时，$\alpha'=0.005$。

（二）文献研究法

查阅文献资料，明确医疗责任保险的含义，研究国内外医疗责任保险的实施情况。

（三）访谈法

自制访谈提纲，对医疗机构和保险公司进行半结构式访谈：其中医疗机构 21 家（三级医院 7 家、二级医院 9 家、一级医院 5 家），保险公司 3 家（中国人民财产保险股份有限公司成都市分公司、中国平安财产保险股份有限公司成都中心支公司、中华联合财产保险股份有限公司成都中心支公司）。对医疗机构的访谈内容主要是：医疗责任保险的购买情况、对医疗责任保险是否发挥其作用的看法、影响医院购买医疗责任保险的主要因素以及从医院管理者的角度对推进医疗责任保险发展的建议。对保险公司的访谈内容主要是：保险公司开展医疗责任保险的意愿和开展的业务、对医疗责任保险保费缴纳与赔偿数额的满意情况、理赔需要审核的资料以及推进医疗责任保险发展的建议。

二、结果

（一）社会人口学特征

此次调查对象共 310 名，回收有效问卷 305 份。其中一级医院 41 人，二级医院 112 人，三级医院 152 人；女性居多，共 181 人，占此次调查对象总人数的 59.3%；年龄在 20～30 岁的调查对象居多，占 42.6%；文化程度以本科为主，占 52.2%；工作岗位属于临床的调查对象共 175 人，占 57.4%；工作年限在 10 年及以下的占 55.1%。调查对象的人口学特征具体情况见表 8。

表 8　调查对象的社会人口学特征

人口学特征	分　类	频数(人)	构成比(%)
性　别	男	124	40.7
	女	181	59.3
年　龄	20~30 岁	130	42.6
	31~40 岁	72	23.6
	41~50 岁	65	21.3
	50 岁以上	38	12.5
文化程度	专科	72	23.6
	本科	159	52.2
	硕士	59	19.3
	硕士以上	15	4.9
医院等级	一级医院	41	13.5
	二级医院	112	36.7
	三级医院	152	49.8
工作岗位	临床	175	57.4
	护理	88	28.8
	医技	42	13.8
工作年限	<5 年	107	35.1
	5~10 年	61	20.0
	11~15 年	48	15.7
	16~20 年	38	12.5
	>20 年	51	16.7
职　称	无	102	33.4
	初级	85	27.9
	中级	73	23.9
	副高	32	10.5
	正高	13	4.3

（二）调查对象对医疗责任保险的认知情况及影响因素分析

1. 调查对象对医疗责任保险的认知情况

此次调查结果显示，知道医疗责任保险的共 200 人，占调查对象总数的 65.6％，不知道医疗责任保险的有 105 人，占调查对象总数的 34.4％。其中，调查对象了解医疗责任保险的渠道主要是医院内部的宣传，共 113 人通过此渠道知道医疗责任保险，比例高达 56.5％；其次是报刊、网络等传媒途径，共 53 人，比例为 26.5％；通过保险公司的推荐了解医疗责任保险的共 25 人，比例为 12.5％。对于是否购买医疗责任保险，有 105 人表示不清楚，占调查对象总数的 34.4％，另有 59.0％的调查对象表示没有购买医疗责任保险。关于医疗责任保险是否能减少医疗纠纷、转移医疗风险这一问题，有 179 人的答案是肯定的，比例达到 58.7％，具体情况见表 9。

表 9 医务人员对医疗责任保险的认知情况

	分　　类	频数（人）	构成比（％）
是否知道医疗责任保险	是	200	65.6
	否	105	34.4
了解医疗责任保险的途径	医院内部的宣传	113	56.5
	保险公司的推荐	53	26.5
	报刊、网络等传媒途径	25	12.5
	其他	9	4.5
是否购买医疗责任保险	是	20	6.6
	否	180	59.0
	不清楚	105	34.4
医疗责任保险是否能减少医疗纠纷、转移医疗风险	是	179	58.7
	否	126	41.3

2. 不同特征的调查对象对医疗责任保险的认知情况比较

为了进一步分析调查对象对医疗责任保险的了解情况，笔者对不同特征的调查对象是否知道医疗责任保险进行了单因素分析。检验结果显示：不同性别、年龄、文化程度、医院等级、工作年限、职称的调查对象之间的差异有统计学意义（$P<0.05$），其中男性比女性知道医疗责任保险的人多，不同工作岗位的调查对象之间的差异无统计学意义（$P>0.05$）。通过Bonferroni 法分析发现在 $P<\alpha'$ 时，差异具有统计学意义的有：20～30 岁与其他年龄组、专科与硕士及硕士以上、本科与硕士、一级医院和三级医院、二级医院和三级医院、工作年限<5 年与其余工作年限组、无职称与其他职称组、初级职称与副高级职称。具体情况见表 10。

表 10　影响调查对象是否知道医疗责任保险的单因素分析

因　　素		人数	知晓人数	知晓率（%）	χ^2 值	P 值
性别	男	124	90	72.6	4.544	0.033
	女	181	110	60.8		
年龄	20～30 岁	130	56	43.1	52.294	<0.001
	31～40 岁	72	56	77.8		
	41～50 岁	65	57	87.7		
	50 岁以上	38	31	81.6		
文化程度	专科	72	36	50.0	25.008	<0.001
	本科	159	99	62.3		
	硕士	59	51	86.4		
	硕士以上	15	14	93.3		
医院等级	一级医院	41	23	56.1	13.657	<0.001
	二级医院	112	62	55.4		
	三级医院	152	115	75.7		
工作岗位	临床	175	122	69.7	5.368	0.068
	护理	88	49	55.7		
	医技	42	29	69.0		

续　表

因　　素		人数	知晓人数	知晓率（％）	χ^2 值	P 值
工作年限	＜5 年	107	43	40.2		
	5～10 年	61	44	72.1		
	11～15 年	48	37	77.1	51.336	＜0.001
	16～20 年	38	35	92.1		
	＞20 年	51	41	80.4		
职称	无	102	39	38.2		
	初级	85	59	69.4		
	中级	73	59	80.8	59.847	＜0.001
	副高	32	31	96.9		
	正高	13	12	92.3		

（三）调查对象对购买医疗责任保险的看法

1. 调查对象对医疗机构购买医疗责任保险的看法

在此次调查中，共有 240 名调查对象认为医疗机构需要购买医疗责任保险，占 78.7％，仅 65 名调查对象认为医疗机构不需要购买医疗责任保险，占 21.3％。利用卡方检验进行单因素分析后发现，不同性别和工作岗位的调查对象对医疗机构是否需要购买医疗责任保险的看法差异无统计学意义（$P＞0.05$）；在年龄、文化程度、医院等级、职称等影响因素方面的差异有统计学意义（$P＜0.05$）。用 Bonferroni 法分析后发现当 $P＜\alpha'$ 时，差异具有统计学意义的有：20～30 岁与 50 岁以上、专科与硕士、本科与硕士、一级医院与三级医院、二级医院与三级医院、工作年限＜5 年与 16～20 年、无职称与副高级职称、初级职称与副高级职称。具体情况见表 11。

2. 调查对象对医务人员购买医疗责任保险的看法

在此次调查中，共有 208 名调查对象认为医务人员需要购买医疗责任保险，占 68.2％，97 名调查对象认为医务人员不需要购买医疗责任保险，比例为 31.8％。在对不同特征的调查对象关于医务人员是否需要购买医疗责

表 11　影响调查对象认为医疗机构是否需要
购买医疗责任保险的单因素分析

因　素		医疗机构是否需要购买医责险(%)		χ^2 值	P 值
		是	否		
性　别	男	75.8	24.2	1.035	0.309
	女	80.7	19.3		
年　龄	20~30 岁	86.9	13.1	11.950	0.008
	31~40 岁	73.6	26.4		
	41~50 岁	76.9	23.1		
	50 岁以上	63.2	36.8		
文化程度	专科	91.7	8.3	25.303	<0.001
	本科	81.8	18.2		
	硕士	55.9	44.1		
	硕士以上	73.3	26.7		
医院等级	一级医院	95.1	4.9	22.607	<0.001
	二级医院	87.5	12.5		
	三级医院	67.8	32.2		
工作岗位	临床	77.1	22.9	0.764	0.683
	护理	81.8	18.2		
	医技	78.6	21.4		
工作年限	<5 年	86.9	13.1	9.814	0.044
	5~10 年	75.4	24.6		
	11~15 年	81.2	18.8		
	16~20 年	65.8	34.2		
	>20 年	72.5	27.5		
职　称	无	87.3	12.7	18.167	<0.001
	初级	82.4	17.6		
	中级	76.7	23.3		
	副高	53.1	46.9		
	正高	61.5	38.5		

任保险进行单因素分析后发现，调查对象对医务人员是否需要购买医疗责任保险的看法在性别和工作岗位上的差异无统计学意义（$P>0.05$），在年龄、文化程度、医院等级、工作年限、职称等影响因素方面的差异有统计学意义（$P<0.05$）。利用 Bonferroni 法分析后发现，当 $P<\alpha'$ 时，差异具有统计学意义的有：20～30 岁与 31～40 岁、20～30 岁与 41～50 岁、专科与硕士及硕士以上、本科与硕士、一级医院与三级医院、二级医院与三级医院、工作年限<5 年与 5～10 年、工作年限<5 年与 11～15 年、工作年限<5 年与 16～20 年、无职称与副高级职称、初级职称与副高级职称。具体情况见表 12。

表 12　影响调查对象认为医务人员是否需要
购买医疗责任保险的单因素分析

因　素		医务人员是否需要购买医责险(%)		χ^2 值	P 值
		是	否		
性　别	男	62.1	37.9	3.585	0.058
	女	72.4	27.6		
年　龄	20～30 岁	79.2	20.8	13.215	0.004
	31～40 岁	62.5	37.5		
	41～50 岁	56.9	43.1		
	50 岁以上	60.5	39.5		
文化程度	专科	87.5	12.5	50.830	<0.001
	本科	74.2	25.8		
	硕士	32.2	67.8		
	硕士以上	53.3	46.7		
医院等级	一级医院	95.1	4.9	42.474	<0.001
	二级医院	81.3	18.7		
	三级医院	51.3	48.7		
工作岗位	临床	66.3	33.7	2.939	0.230
	护理	75.0	25.0		
	医技	61.9	38.1		

续　表

因　素		医务人员是否需要购买医责险(%)		χ^2 值	P 值
		是	否		
工作年限	<5 年	79.4	20.6	15.357	0.004
	5~10 年	67.2	32.8		
	11~15 年	56.3	43.7		
	16~20 年	50.0	50.0		
	>20 年	70.6	29.4		
职　　称	无	80.4	19.6	29.741	<0.001
	初级	75.3	24.7		
	中级	61.6	38.4		
	副高	34.4	65.6		
	正高	46.2	53.8		

3. 调查对象购买医疗责任保险意愿的影响因素

调查结果显示,影响调查对象购买医疗责任保险的因素由高到低依次是:缴纳的保费金额、赔付的保险金额、责任范围的大小、被保险人范围、拥有第三方裁决机构、赔付速度、保险赔付模式、政府补助,其比例分别是:19.0%、16.2%、13.5%、12.3%、12.3%、10.2%、10.0%、6.5%,具体情况见表 13。

表 13　成都市医务人员购买医疗责任保险意愿的影响因素

医务人员购买医疗责任保险的影响因素	n(人)	应答次数(%)	应答人数(%)
缴纳的保费金额	237	19.0	77.7
赔付的保险金额	202	16.2	66.2
责任范围的大小	169	13.5	55.4
保险赔付模式	125	10.0	41.0
被保险人范围	154	12.3	50.5

续　表

医务人员购买医疗责任保险的影响因素	n(人)	应答次数(%)	应答人数(%)
拥有第三方裁决机构	154	12.3	50.5
赔付速度	127	10.2	41.6
政府补助	81	6.5	26.6

4. 调查对象对完善医疗责任保险的看法

调查对象在医疗责任保险的完善方面对政府和保险公司提出了相应的建议,其中,对政府的建议的前三名是：资金支持、政策支持、完善相关法律法规;对保险公司的建议的前三名是：确定合理的保费和限额、提高办事效率、多与医院沟通。具体情况见表 14。

表 14　调查对象对完善医疗责任保险的建议

医务人员对完善医疗责任保险的建议		n(人)	应答次数(%)	应答人数(%)
对政府的建议	资金支持	219	22.5	71.8
	政策支持	188	19.3	61.6
	完善相关法律法规	184	18.9	60.3
	成立中立的鉴定调解机构	155	15.9	50.8
	加强对各方的监督管理	150	15.4	49.2
	人才支持	78	8.1	25.6
对保险公司的建议	确定合理的保费和限额	209	16.8	68.5
	提高办事效率	180	14.5	59.0
	多与医院沟通	167	13.4	54.8
	提供合适的险种	164	13.2	53.8
	制定个性化的保险方案	163	13.1	53.4
	扩大保险范围	158	12.7	51.8
	专业人才的培养	146	11.7	47.9
	吸取国外先进经验	56	4.5	18.4

三、讨论

（一）需方视角下的医疗责任保险

医疗责任保险的需方包括医疗机构和医务人员，其中医疗机构对医疗责任保险的意见主要通过医院管理人员对医疗责任保险的评价来体现。

1. 医务人员对医疗责任保险相关问题的问卷调查结果分析

1）医务人员对医疗责任保险的认知情况及影响因素分析

本调查结果显示，成都市医疗机构的医务人员知道医疗责任保险的人数虽然超过此次调查对象总数的一半，但是整体认知程度不高。医务人员对医疗责任保险的了解渠道主要是医院内部的宣传。对于是否购买医疗责任保险，仅有 6.6% 的调查对象回答"是"，这表明成都市医疗责任保险的实施情况并不乐观，与政府的要求相距甚远。但对于笔者关心的医疗责任保险是否能减少医疗纠纷、转移医疗风险这一问题，58.7% 的人认为能够起到这样的作用，这表明医疗责任保险的实施仍然有一定的价值。

关于医务人员对医疗责任保险的了解情况，笔者利用卡方及 Bonferroni 法进行了分析，分析结果显示：男性的知晓率高于女性；年龄在 20～30 岁、工作年限＜5 年、无职称的调查对象知晓率低于其他组；硕士及以上学历的知晓率高于专科和本科，这可能与调查对象的社会阅历或经历、信息来源等因素有关；三级医院知晓率高于一级医院和二级医院，这与目前我国医疗责任保险的政策，即要求三级公立医院参保率实现 100% 有着密不可分的关系。

2）医务人员对购买医疗责任保险的看法

此次调查数据显示，三级医院的调查对象对医疗机构需要购买医疗责任保险以及医务人员需要购买医疗责任保险的支持率都明显低于一级医院和二级医院。原因主要有两点：一是医院级别越高，医疗技术和医疗设备越先进，因此作为高级别的三级医院，其医务人员对自己的医疗水平很有把握，认为不容易发生医疗事故；二是三级医院无论是规模还是效益都优于一级和二级医院，自身的抗风险能力强，具有专业且高水平的工作团队，能较好地自行处理医疗纠纷，把损失降到最低，并且有能力支付赔偿费用。[8]而一级医院和二级医院由于自身抗风险能力差、规模和效益不如三级医院、医疗技术不高、医疗设备较差而缺乏自信，害怕因为发生医疗纠纷而导致自己或医院丧失清偿能力，因而更加支持医疗责任保险的实施。年龄在 50 岁以上、学历为硕士、工作年限为 16～20 年、拥有副高级职称的调查对象对医疗机构需要购买医疗责任保险的支持率最低；对于医务人员需要购买医疗责任保险这件事，年龄在 20～30 岁的调查对象的支持率比其他组高、硕士及以上学历的调查对象的支持率低于专科、工作年限＜5 年的调查对象的支持率最高、副高级职称的调查对象的支持率低于无职称的调查对象的支持率。笔者认为这与调查对象自身的抗风险能力、医疗技术水平有密切的关系。除此之外，调查结果显示，影响成都市医务人员购买医疗责任保险意愿的主要因素是缴纳的保险费用和赔付的保险金额。

2. 医疗机构管理人员对医疗责任保险相关问题的访谈情况分析

对医疗机构管理人员的访谈结果显示：① 购买医疗责任保险的医疗机构很少，此次调查的 21 家医疗机构中只有 2 家购买，医疗责任保险的参保率为 9.5％，未参保医疗机构的管理人员对参保持观望或反对态度。对访谈结果进行整理分析后发现，其原因主要有两个方面。从制度本身的角度出发，医疗机构每年需要缴纳的保费高于其目前每年实际用于赔偿患者的金额，由此认为参保并不划算，且一部分管理人员认为保险公司只是扮演给付赔偿金的角色，并不能有效地参与到医疗纠纷的处理中，购买了医疗责任保险也可能仍然需要医院的工作人员自己处理医疗纠纷，医疗机构和医务人员依旧不能从医疗纠纷中脱离出来；从医疗机构的角度出发，三级医院就诊的患者人数多、病情复杂、风险集中，但是三级医院以及三级医院医生的收入也比一级医院和二级医院高，对于产生的风险能够自行承担。一级医院和二级医院虽有投保意愿，但是投保费用高昂、危重病人少，既缺乏赔偿能力又存在侥幸心理而不投保。② 大多数医疗机构的管理人员认为医疗责任保险对解决医疗纠纷的作用不大，其中 5 位三级医院的管理人员认为医疗责任保险不能帮助解决医疗纠纷；3 位二级医院的管理人员认为医疗责任保险对医疗纠纷的解决可以起到作用,但作用并不大;2位一级医院的管理人员认为医疗责任保险对医疗纠纷的解决有很大的帮助,但是由于现阶段医疗责任保险制度不完善,导致医疗责任保险并没有发挥其真正作用;购买了医疗责任保险的2家医疗机构,由于正处于医疗责任保险实施的起步阶段,对医疗责任保险是否有助于医疗纠纷的解决持保留态度。③ 影响医疗机构购买医疗责任保险的主要因素集中于保险缴纳的费用与赔偿的费用、此类保险业务是否有助于解决医疗机构的医疗纠纷等。④ 保险事故发生后,按照保险合同请求保险人赔偿或者给付保险金时,被保险人应当向保险人提供充足的单证材料[保险单正本、出险通知书;被保险人的营业执照和医疗机构执业许可证复印件、相关事故责任医师的执业资格证及注册证复印件、医疗机构与责任医师的劳动关系证明;患者或其近亲属的身份证明复印件及书面索赔申请;患者或其近亲属与被保险人及保险人协商解决的,应提供赔偿协议;经国家批准或认可的医疗事故技术鉴定机构进行鉴定的,应提供医疗事故技术鉴定书;经法院、仲裁机构或卫生行政部门依法判决、裁决、裁定或调解的,应当提供判决、裁定文件或调解书以及具有同等法律效力的其他文件;保险事故情况说明、赔偿项目清单(按照城镇标准给付误工费、护理费用的须提供工作单位的工资证明);患者伤残的,应当提供权威部门出具的伤残程度证明;患者死亡的,应当提供死亡证明书、火化证明、丧葬费收据;如被保险人将赔款支付给第三者,需提供被保险人已经向第三者支付赔偿金的书面证明材料;投保人、被保险人所能提供的其他与确认保险事故的性质、原因、损失程度等有关的证明和资料,如因医疗事故而增加的医疗费用的诊断证明书、病历、医疗费用单据、医药处方等证明资料;依法应当由被保险人承担的有关费用的证明材料以及保险人认为必要的其他单证材料,如被保险人因医疗事故支付的事先经保险人书面同意的事故鉴定费、仲裁或诉讼费、律师费等]。⑤ 医疗机构管理人员对推进医疗责任保险制度发展的主要建议:第一,保险公司应该改善产品和费率体系,完善定价机制,根据不同风险特点制定不同的保险方案,提高办事效率;第二,政府应该进一步完善"人民调解＋保险理赔"的医疗纠纷调处模式。发生医疗纠纷后患者不再直接同医院或者医生进行协商，而是由独立的医疗纠纷调解中心实施调解与鉴定，然后交由保险公司认定和赔付。

（二）供方视角下的医疗责任保险——保险公司对医疗责任保险相关问题的访谈情况分析

对保险公司相关人员的访谈结果显示：① 保险公司承保积极性并不高，影响保险公司积极性的主要因素在于医疗责任保险并不能使其获利，甚至常有"亏本"的风险，医疗机构和医务人员由于缴纳的保费高而获得的赔偿少而不愿投保；又或者存在逆选择现象——风险高的科室或人员投保而风险低的科室或人员不投保，风险过多地集中在承保的保险公司，使得保险公司需要赔偿的金额增加，"大数法则"无法实现。医疗责任保险业务的开展对保险公司来说并不是为了获利而是为了实现社会意义。再加上医疗责任保险极其复杂和专业，保险公司的人才储备量不足以应对目前的保险业务量。倘若保险公司花精力培养相应的人才，则会因为目前医疗责任保险市场尚不明朗而不划算；倘若保险公司不花精力培养相应的人才，则会因为保险公司在理赔过程中缺乏专业人才而处于被动的地位。保险公司目前的尴尬处境使其缺乏积极性去开展这项保险业务。② 保险公司除了开展医疗责任保险这项业务之外，还开展手术意外责任、外聘医务人员医疗责任保险、医疗机构场所责任保险、医疗意外保险等附加险。③ 访谈的 3 家保险公司对于目前医疗责任保险保费缴纳与赔偿数额的比例并不满意，因为医疗责任保险是一种商业险，保险公司开展此项业务的最初目的就是获利，而目前医疗责任保险的缴纳和赔偿的比例并不能实现保险公司最初设想的利润，因此保险公司对这项业务的满意度并不高。④ 保险公司对推进医疗责任保险的主要建议：第一，政府应该在高校设立相关专业，培养具备保险、医疗、法律等知识的复合型人才，为医疗责任保险的推行提供人才储备；第二，政府须在法律法规中明确医责险的强制保险地位，使其最大程度地与国际通行惯例接轨。政府应强制要求地区所辖公立医院按统一的保险条件，在统一的服务模式下参与保险。

四、建议

此次调查研究发现,成都市医疗责任保险的开展并不顺利,尽管大部分医务人员认为医疗机构和医务人员需要购买医疗责任保险,但是医疗机构并不愿意购买该保险;保险公司开展此类业务大多是因为政府的要求,而非出于营利的目的,积极性也不高。结合问卷调查与访谈结果,为促进成都市及我国医疗责任保险制度的完善,笔者提出以下几点建议:

（一）对医疗责任保险需方的建议——转变思想观念,重视医疗责任保险的投保

调查结果显示,医疗机构并不愿意购买医疗责任保险。但是医疗责任保险要想获得可持续发展,就必须扩大其内在需求,依靠政府的行政命令手段强制实施并不是长久之计。医疗机构的管理人员必须要转变思想观念,不能受短期利益的蒙蔽而看不到实施医疗责任保险带来的长期利益。特别是三级医院的管理人员需要以可持续发展的思维来看待医疗责任保险,尤其需要为工作年限短、文化程度低、低职称的自身抗风险能力差、医疗技术水平有待提高的医务人员购买医疗责任保险。

医疗责任保险目前的发展虽然面临很多的困难和阻碍,但是医疗责任保险一旦有了一个正常的、良性的发展环境以及科学合理的制度,其带来的就不只是金钱效益了,而更多的是医疗环境的改善、医患关系的缓解,产生的社会效益将是无法用金钱来衡量的。

（二）对医疗责任保险供方的建议

根据此次访谈结果,影响保险公司承保积极性的因素较多,主要是不能获利、风险过于集中、人才缺乏、理赔处于被动地位等原因。对此,笔者提出以下几点建议:

1. 形成"共保体",合作求双赢

成都市的保险公司可借鉴"宁波解法",在成都市范围内筛选综合实力较强、信誉较好、责任险经营能力突出的保险公司,在保监局的引导下,各保险公司就各自的权利义务达成一致协议,组建成都市医疗责任保险"共保

体"。共保体作为医疗责任保险的保险人，统一受理医疗机构的投保，各保险公司按照事先的约定承担相应的比例。"共保体"的建立，不仅能有效整合各保险公司的资源，也使各保险公司内部的风险得到分散。[8-9]

2. 科学合理地制定医疗责任保险的保险费率

调查结果显示，缴纳的保险费用是影响医疗机构和医务人员是否参保的关键因素，因此科学合理的保险费率是提升医疗责任保险需求的关键。保险公司应与政府沟通，争取政府的支持，构建历史经验费率，与医疗机构共享相关数据，以便更加精确、合理地制定保险费率。[10]同时，对于保险费用的确定应多方位考虑，并在计算保费时将医疗机构风险因素具体细化，笔者认为可以将医院等级、类别、床位数、历史赔偿金额等因素以及医务人员的数量、职称、工作岗位、工作时间、医疗过失记录等因素作为医疗机构的风险评定因素，对于一些风险较高的科室可适当提高保费率。[11]

3. 培养专业人才

保险人员的素质直接影响着保险的服务质量。因此，保险公司一方面可以与高校合作，联合培养一批懂医学、法学和保险学的复合型专业人才；另一方面可以对现有的人员进行相应的培训或继续教育。对现有人员的素质，包括专业知识、事故处理能力、与客户的沟通协调能力等进行综合分析，对其缺乏的能力进行针对性地培训，可以有效地提升保险人员的专业水平。

4. 完善医疗责任保险制度的理赔程序

一个真正有效的制度应激励潜在的纠纷双方合理地分担责任。笼统地采取严格的责任规则，或要求某一方承担太高的责任，就不是有效的制度。合理分担责任才是侵权责任法的核心。[12]而要实现这一核心就需要有成熟规范的保险理赔程序。只有通过保险理赔才能使受到的损害得到相应的补偿，实现保险的基本功能。对于理赔程序的规范，笔者认为在不违背《中华人民共和国保险法》等法律规定的前提下可以进行适当的调整和创新。在组建"共保体"时，可以建立专门受理医疗责任保险的部门——理赔处理中心(简称"理赔中心")。[9]凡是参保的医疗机构,发生医疗纠纷后,首先由理赔中心的人员受理,理赔人员通过说明,引导医患运用协商、调解等合法方式解决纠纷。理赔中心接到损失通知后,除应当详细记录并立案外,还应派相关的理赔服务人员第一时间赶赴事故现场,全程参与医疗纠纷的处理,将医疗纠纷从院内转移到院外,避免医患之间的正面冲突,引导群众在法律规范下有序地解决医疗纠纷。[13]在事故调查、评估阶段,保险公司可以聘请一些医学专家和法律人士组成评估小组参与到保险责任的核定过程之中。在核定时,需要保证至少有一名医学专家与发生保险事故的科室属于同一科以确保核定的专业性和准确性。在医疗纠纷处置之后,理赔中心还要向卫生行政部门或医疗机构提出防范意见和建议,以提高医疗机构对医疗纠纷的防范和应对能力。[14]

（三）政府层面——成都市推行强制医疗责任保险制度

在全国尚未统一实施强制医疗责任保险前,成都市可以效仿"宁波解法",在国家没有相关的法律法规出台前,按照"政策引导,政府推动,市场化运作"的原则,采取行政命令的手段强制实施医疗责任保险,将医疗责任保险纳入"平安医院"的建设与评估体系。但需要注意的是,强制实施医疗责任保险需要制定科学合理的保险制度,不能盲目照抄或照搬其他试点城市或国外的经验,还需要结合成都市的市情,在不违背国家法律法规、政策和保险发展规律的前提下制定适合成都市医疗机构和医务人员的医疗责任保险制度。

1. 医疗责任保险制度应根据我国现有的法律来细化、明确

强制购买医疗责任保险的对象应仅限于公立非营利性医疗机构,非公立性医疗机构可自愿加入。《成都市医疗纠纷预防与处置办法》规定保险费用实行个人缴纳与单位缴纳相结合的方式,由医疗机构按年度统一缴纳。笔者认为应将医疗机构作为投保人和被保险人,但并不意味着医务人员对其医疗过失或医疗差错导致的损害和后果不需承担责任,医务人员的损害责任需由医疗机构通过内部的制度来追究。医疗机构需将在医院从事医疗行为的人员全部纳入保障范围,包括在编人员、编外人员、实习生、进修生

等。医疗责任保险的责任范围也应该有所扩大，不能仅局限于非故意的医疗事故，还要将医疗差错和医疗意外纳入其中，在条件允许的情况下将非医疗过失保险以及医疗机构场所责任保险作为补充，满足各医疗机构对医疗责任保险保障范围的需求。[15]

2. 政府应对医疗机构购买医疗责任保险给予相应的支持

医疗责任保险的推动实施离不开政府的支持。笔者认为，医疗责任保险的发展需要政府给予以下几个方面的支持：一是立法支持，成功的"宁波解法"离不开宁波市人大的法律支持。宁波市人大通过出台《宁波市医疗纠纷预防与处置条例》，明确了医责险的法律地位，保障了医责险的顺利实施。二是财政支持，医学的性质决定了医疗风险必然存在，任何一个医务人员都无法保证万无一失。倘若将这种由风险本身带来的责任过分归咎于从事医疗工作的医务人员，将会使那些在医疗事业岗位上努力工作的医务人员的工作积极性受到严重打击，也不利于我国医学事业的发展前进。分配医疗风险的责任需体现社会正义，因此医疗风险的责任不应全部由医务人员承担。[16]国家和政府应当有一种制度保障医方进行治疗和医学创造的积极性，同时也得有一种制度保障患方基本的生命和身体健康的权利，这是国家的义务。国家应当成为保费承担的主体之一。[17]如果仅由医疗机构承担巨额的保费，势必会造成其巨大的经济负担，导致其投保积极性不高，因此笔者认为医疗责任保险应当建立国家与医疗机构双方的共同筹资机制。双方的筹资比例应区分情况。对于三级公立非营利性医疗机构，主要费用应由医院出资，其余由政府出资补助。而三级以下的公立非营利性机构由于自身财政有限，无力支付高昂的保险费，因此政府需要承担主要费用，按一定的比例来补助这些医疗机构。三是建立监督机制，形成保监局、卫生局、司法局等多部门的联动机制，通过非现场分析、工作报告、服务监督考核等方式实现对医疗责任保险的监督。同时发挥行业协会的作用，选聘具有丰富的医疗、保险、法律经验的人员充实保险队伍，建立日常工作质量考核机制，在保险体系内形成一套内部管理与控制体系。

3. 大力宣传医疗责任保险制度

此次调查结果显示,成都市公立医院的医务人员对医疗责任保险的认知程度并不高,三级医院的知晓率高于一级医院和二级医院,男性医务人员的知晓率高于女性医务人员,硕士及以上学历的医务人员知晓率高于专科学历,年龄在20～30岁、工作年限＜5年、无职称的医务人员对医疗责任保险的知晓率最低。因此,医疗责任保险涉及的各个部门都需要加大宣传力度,利用自己的优势,借助微信公众号、微博等新媒体的宣传平台,以年轻、工作年限短、低职称、文化程度低的人群以及一级医院和二级医院作为重点宣传对象,有针对性地对医疗责任保险以及医疗纠纷预防处理的政策加以宣传,使其深入人心。倘若只是政府单方面强制实施医疗责任保险制度,而医疗机构和医务人员并不认可接受,则政府的行为就显得不合理。医疗纠纷的出现是双方行为,通过积极的宣传来引导医患双方充分利用人民调解解决医疗纠纷,利用医疗责任保险界定赔偿责任,使社会公众了解并认可医疗责任保险,才能真正构建起以医疗责任保险为主要形式,人民调解为主体,院内调解、人民调解、司法调解有机结合的医疗风险分担机制,提高医疗机构在医疗纠纷的防范和处理过程中利用保险作为赔偿途径的积极性和主动性。同时,保险公司也应多与医院沟通交流,向医院宣传相关的知识,并利用保险的知识对医院的风险防范提出相关的建议,促进医疗责任保险的良好发展。

参考文献

［1］董文勇.我国医疗责任保险法律制度构建的问题与方案［J］.河北法学,2014,32(06)：142－148.

［2］杨丽娜,何剑.实施医疗责任保险的思考［J］.中国继续医学教育,2014,6(08)：30－31.

［3］霍添琪,孙晓宇,孙佳璐,等.和谐社会下医患关系现状分析及对策探讨［J］.中国医疗管理科学,2016,6(02)：66－69.

［4］倪辕.医患纠纷的现状分析及对策［J］.辽宁中医药大学学报,2011,13(05)：207－208.

［5］罗思仪,谭剑,周梅芳.广州市医务人员对医疗责任险的认知与需求实证研究［J］.中国医疗保险,2015,(08)：54～56.

［6］吕秀艳.医疗责任保险立法研究［D］.青岛：中国海洋大学,2009.

［7］中国医师执业状况白皮书.中国医师协会.2015.http：//www.cmda.net/xiehuixiangmu/falvshiwubu/tongzhigonggao/2015－05－28/14587.html.

［8］郜浩.某区医疗纠纷案例调查与对策研究［D］.上海：第二军医大学,2010.

［9］陈鹏,袁金华.论我国医疗执业保险制度：对宁波医疗责任保险试点的实证分析［J］.医学与法学,2011,3(01)：60－63.

［10］黄明安,周永莲.我国医疗责任保险制度存在的问题及发展路径［J］.当代经济,2015(7)：88－89.

［11］张云林,刘刚,赵孝源,等.我国医疗责任保险发展现状［J］.中国医院,2007,11(9)：2－5.

［12］郭超群.论我国医疗责任保险制度的构建［J］.中南大学学报(社会科学版),2015,21(03)：65－71.

［13］卢进新,谢平.预防和化解医患纠纷的"宁波解法"［J］.公安学刊(浙江警察学院学报),2011(5)：19－23.

［14］杨信云,邵峰,邓建功,等.医疗纠纷"宁波解法"中的理赔处理程序［J］.医学与法学,2009,1(02)：23－24.

［15］廖洁琼.广州市医疗责任保险实证研究［D］.广州：广州医科大学,2015.

［16］吕群蓉.论我国强制医疗责任保险制度的构建：以无过错补偿责任为分析进路［J］.法学评论,2014,32(04)：112－118.

［17］吕群蓉.论医疗责任保险制度的体系构建［C］.全国卫生法制理论研讨会论文集,2011：133－142.

古蔺县基层医疗卫生机构人力资源配置问题及对策研究

2022 年全国卫生健康工作会议强调：以基层为重点，巩固健康扶贫成效与乡村振兴相衔接，促进乡村医疗卫生体系健康发展，提升县域综合服务能力。新医改的重要内容之一就是基层医疗机构建设，而医疗机构人力资源配置情况直接影响其服务水平和居民健康状况。笔者通过查阅文献，梳理国内外学者对基层医疗卫生机构人力资源的研究，发现有关组织和学者的研究侧重点在于如何"吸引人才，留住人才"，对于基层医疗卫生机构人力资源配置的研究还有所欠缺，由此找到本文大概的研究方向。对古蔺县基层医疗卫生机构的人力资源配置情况进行调查研究后针对发现的问题，从人力资源管理的角度提炼出解决问题的建议，以求充分发挥人力资源的效力。

一、绪论

（一）选题背景与意义

1. 选题背景

我国医疗卫生服务体系的发展是在不断的改革中进行的。中华人民共和国成立初期，政府统筹实施计划经济，医疗卫生事业得到空前发展，三级医疗卫生服务体系初步形成。第一次医疗机构改革于 1979 年开始，此次改革对医疗卫生服务体系的影响巨大，使其走向了商业化和市场化的发展道路,由此医疗卫生服务的公共产品属性逐渐弱化,服务可及性也缺少保证,"看病难,看病贵"的问题开始出现。

随着社会的发展,改革开放使得我国的经济发展有了巨大的改观,居民的基本生活也得到保障,我国社会开始走向老龄化,疾病谱也随之变化。国家的卫生服务调查结果显示,居民的医疗卫生服务需求大幅上升,但卫生服务供给量却难以保证,绝大部分医疗资源集中在大城市和大型医疗卫生机构,这其中自然也包括主导社会发展的人力资源,基层医疗卫生机构面临着缺医少药的巨大压力,看病就医困难问题日益加剧。

2009 年我国实行了新医改政策(《中共中央　国务院关于深化医药卫生体制改革的意见》),此次改革以把医疗卫生服务作为公共产品为目的,从根本上来说是为了再次分配医疗资源,缓解基层医疗机构医疗资源的供需矛盾。随着社会的发展,我国对基层医疗卫生机构的投入不断增加,但是面对中国巨大的人口基数,这一政策的实施注定是一场持久战,需要党和人民更多的努力。

2. 选题意义

国家统计局发布的第七次全国人口普查公报数据显示,全国居住在乡村的人口数量约为 50 979 万,占比 36.11%,[1]与第六次人口普查数据相比,虽然下降了 3.17%,但比重仍然巨大。基层医疗卫生机构的服务对象大部分是乡村居民,随着广大居民的生活水平不断提高,其对医疗保健的需求也不断提升,然而基层医疗卫生体系的服务水平却无法满足居民的卫生服务需求,基层医疗卫生机构人才缺失、医疗资源欠缺是造成此问题的主要原因。要在健康中国的道路上越走越远,实现人人享有基本医疗保健的目标,那么改善基层医疗卫生体系的人力资源配置情况就是一条必由之路,可以在一定程度上解决居民"看病难,看病贵"的问题。做好基层医疗卫生服务人力资源配置,可以满足居民的健康保障和卫生服务需求,也能更加突出基层医疗卫生机构的鲜明特色及存在意义,还能使我国的三级医疗卫生服务体系更加完善,充分发挥出其应有的作用。

理论意义:相较于医疗设备、药品等,人力资源才是基层医疗卫生事业发展的主要推动力。十多年前国内外都存在基层医疗卫生人员力量不足、配置不合理等问题，[2] 而今在很多发达国家，这一问题已经得到了极大的解决。古蔺县是脱贫贫困县的代表，本研究旨在以古蔺县基层医疗卫生机构为对象，对我国基层医疗卫生机构人力资源配置方面的理论进行一定的补充。

现实意义：近年来，我国基层首诊比率为 40％～60％。世界卫生组织建议的较为合理的基层首诊比率为 80％，只有部分发达国家达到了这一标准，我国发展较好的北京地区在 2016—2019 年的基层首诊比率也只有45％～49％，且增长幅度趋于平缓，我国的现实情况和世界卫生组织的目标还有很大的距离。居民的健康保障水平很大程度上由基层医疗卫生机构卫生人员提供的服务水平决定，卫生人员的职称、学历等又影响着他们的卫生服务水平。随着医疗体制改革的不断深化，政策在向基层倾斜，本文通过对古蔺县基层医疗卫生机构人力资源配置情况的调查研究，发现存在的问题并分析问题产生的原因，再提出相应的改善建议，为以古蔺县为代表的一批新脱贫县的基层医疗卫生事业发展提供一定的借鉴。

（二）国内外研究现状

1. 国外研究现状

1）严格的学历教育和继续教育

由于医疗行业的特殊性，美国、英国等发达国家对医生的准入制度和教育都有非常严格的要求。英国的全科医生有专门的培训过程，专业医师在学校学习系统知识的时间一般是 5 年，毕业后就具备了住院医师资格，达到标准后，就可以参加更高一级住院医师的考试。全科医生要接受时间不少于 9 年的系统教育和培训，在取得全科医生职业资格后还需通过专家评审，符合要求才能注册为全科医生。[3] 除了高标准的学历教育和准入资格，上岗后的继续教育也很重要。美国将全科医生终身教育纳入法律管辖范围，澳大利亚有专业学会针对全科医生组织定期培训，还建立了专属于全科医生的资源共享平台。[4] 这些制度不仅保证了基层医师队伍的质量，也让基层医疗卫生服务水平有了保障，对解决基层医疗卫生机构人力资源配置存在的问题有一定的启示。

2）基层医师定向培养政策

美国医疗行业的人力资源是比较充足的，每千人口医生数是2.42，护士数是9.815，但是美国的医学生大多都会根据收入水平来选择就业机构，因此大部分卫生人才集中在私人诊所，对此美国实施了医生短缺地区计划、乡村医师协助计划等4个计划来改善基层医疗机构的人力资源现状。澳大利亚也是通过类似的方法，如农村居民医疗增强项目、农村医学本科教育等来改善卫生人才区域分布不均衡的现状。[5]定向培养可以缓解基层医疗卫生机构人才短缺的问题，是向基层输入人才的极佳方式，我国目前正在大力推动定向培养政策，可以借此预测往后的一些发展方向。

3）基层激励机制的实践

我国基层医疗卫生机构很难吸纳人才的最大原因就是福利待遇过低，但是面对庞大的基层医疗体系，若直接提升薪酬待遇，国家财政是难以承受的。那么可以在财政支持的范围内，实行一些激励机制来达到吸引人才的目的，比如赞比亚为医生的孩子提供教育资金支持；马来西亚对基层医务人员实行公费医疗政策，但是基层医务人员毕业后如果选择到基层就业，那至少一年后才能申请调离，违约就赔付违约金；印度通过延长医生的退休年龄，让他们就近执业，还实施了配偶安置、交通住房补贴、基层医生子女优先录取入学等政策；[6]澳大利亚政府针对基层医疗卫生服务人员严重短缺的现状实施了一系列激励政策，与毕业后的医学生进行签约，引导学生到基层实习，帮助学生适应基层的工作环境，培养学生对基层工作的热情，此外，政府还增加了基层医疗卫生机构的硬件实施，提高了乡村地区的公共服务水平。这些经济和非经济的激励机制，对于基层吸引和留住人才是很好的参考。

2. 国内研究现状

近年来，国家提出实施医疗卫生体制改革、人人享有健康保健等政策，使医疗资源逐渐往基层下沉，提升基层医疗卫生机构的服务能力和水平，使其慢慢向满足居民卫生服务需求靠拢。基层医疗卫生事业在国家的发展中被放到极其重要的位置，越来越多的学者也开始为国家基层医疗卫生事业的发展献计献策。

1) 政府主导作用的研究

李贵敏和孙晓杰分析了我国 2012—2017 年城乡基层医疗机构卫生资源配置的变化趋势,得出的结论是:我国基层医疗卫生机构的基础设施建设在不断加强,但基层卫生人力资源配置相较于城镇地区依然有较大的差距,政府对乡村地区的医疗卫生建设投入还有所欠缺,群众对基层医疗卫生服务的选择度和利用度仍然不高,基层医疗卫生机构的发展还处于劣势地位。[7]由此提出要明确政府主体责任,加大对基层医疗卫生机构的扶持力度。地方政府的卫生财政要更多地倾向乡村地区,执行好医师多点执业政策,促使优秀人才流动到基层,从而提高基层首诊比例。[7]孟佳瑜等人研究了浙江省基层医疗机构卫生人力配置现状及区域间的公平状况,发现浙江省基层卫生人力配置总体公平,但还是有部分地市基层卫生人力配置不平衡,提出要加强政府引导,促进不同地市人力资源流动,同时加大定向培养力度,从而提高基层医疗卫生机构人力资源配置水平。[8]

2) 管理体制机制的研究

刘冠宇利用人才树理论和双因素理论研究基层医疗机构人员现状、离职原因及激励机制的运行状况,分析出目前基层医疗卫生机构人力资源管理存在的问题。[9]研究发现有离职意愿的人员较多,基层医疗卫生机构存在人力资源不稳定、管理模式亟待完善、基层人才发展空间小且福利待遇低等问题。刘冠宇提出要结合双因素理论完善管理体制,从而留住人才。付莉莉和陈声宇分析了基层护理人员的工作内容,发现基层护理人员有低职称化、低学历化的特点,存在分工不明确、不重视护理事业发展等问题,提出对于不同职称的护理人员以及不同类型基层医疗机构中的护理人员,其工作内容要进行层次化建设,从而起到充分利用护理人力资源、提升基层医疗卫生机构服务水平的作用。[10]

3) 人才培养的研究

张剑丽研究了新医改以来云南省基层医疗卫生人力资源的变化情况,得出云南省基层医疗卫生机构人力资源总量增长缓慢、乡村地区卫生人员素质偏低的结论,提出建立基层医疗卫生人才培养长效机制,贯彻落实定向医学生培养政策,尤其是少数民族地区、贫困地区和农村基层定向医学生的免费培养,壮大基层医生队伍。[11]杨芊等人分析了四川省定向免费医学生政策在实践过程中遇到的问题,发现定向生对基层医疗政策了解不多,对基层工作也没有足够的热情,因此定向生在达到服务年限后大多会离开基层,而且大部分学生在升学与留任基层之间难以抉择,定向生政策的实施还要在培养模式上多做文章。了解到这些问题后,研究学者提出要通过培养荣誉感和责任意识来提高定向生的基层工作热情,同时优化奖惩、管理、考核等制度,更好地将定向生引入基层,从而加强基层卫生人力资源建设。[12]

3. 研究述评

国内外学者在研究基层医疗卫生机构人力资源的相关问题时,各自的研究重点不同,有学者强调政府管控和监督,有学者关注机构自身的管理制度的建立。外国学者则大多都在"吸引人才"和"留住人才"方面下功夫。总结发现,目前研究方向主要集中在人才队伍建设方面,对于人力资源管理和配置方面的研究有一定的不足,借此明确本文的基本研究方向。本文通过大量收集数据和访谈,分析了古蔺县基层医疗卫生机构人力资源配置存在的问题及问题产生的原因,然后运用所学知识,从人力资源管理的角度提出针对性的对策和建议,以求在一定程度上提高人力资源的配置效率。

(三)研究思路

首先了解国家关于基层医疗卫生机构人才队伍建设的有关政策,汇总相关概念和理论,在此基础上把全国和古蔺县基层医疗卫生机构的人力资源数据进行对比分析,结合古蔺县各社区卫生服务中心(站)主任、各乡镇卫生院院长、村卫生室工作人员的访谈结果,提炼出造成基层医疗卫生机构人才缺失的原因,针对不同的问题提出优化建议。

(四)研究方法与内容

1. 文献研究法

通过大量查阅文献,了解国家有关政策及全国基层医疗卫生机构人力资源配置现状,参考近几年的《中国卫生健康统计年鉴》以及中国知网数据库的中文、外文文献,在大量收集资料的同时形成理论基础,找到自己的研究基础与方向。

2. 访谈法

对各乡镇卫生院院长、社区卫生服务中心(站)主任、工作人员和乡村医生进行访谈,了解古蔺县基层医疗卫生体系的人才队伍情况及建设问题、人员招聘和培训问题、基层人员工作情况和配置问题以及改善人才队伍的措施和解决问题的建议。

3. 调查研究

对古蔺县基层医疗卫生机构的人力资源配置情况进行调查研究,找出人力资源配置存在的问题,并针对发现的问题进行原因分析。

(五) 不足之处

首先,受主观因素的影响,虽然搜集到很多有关基层医疗卫生机构人力资源的文献和数据,但分析结果与实际情况难免存在一定的偏差,研究还有不全面的地方。其次,以古蔺县基层医疗卫生机构的人力资源数据作为材料支撑虽具有一定的代表性,但由于我国各地区的情况以及问题相对比较复杂,更深层次的理解还需要加强,随着我国经济的发展和政策的更新,研究内容还需要充实。

二、概念界定与理论基础

(一) 相关概念

1. 基层医疗卫生机构

《基层医疗卫生信息系统基本功能规范》规定基层医疗卫生机构由社区卫生服务中心(站)、乡镇卫生院以及村卫生室组成,主要面向广大群众执行"预防为主,防治结合"的基本职能。预防为主,即基层医疗卫生机构需要对所有的疾病早发现、早预防和早干预,这使得低成本的付出却有高价值的回报,仅基于此,基层医疗卫生机构就有着不可替代的作用。

2. 人力资源配置

从人力资源管理的角度来讲,人力资源配置就是指在具体的组织或企业中,为了提高工作效率而对组织或企业的人力资源进行科学、合理的配置。[13]

（二）理论基础

1. 人力资本理论

人力资本理论最早源起于经济学研究,区别于物质资本（厂房、机器等）,人力资本是体现在人身上的资本,即对生产者进行教育、职业培训等的支出及其在接受教育时的机会成本的总和,表现为蕴含于人身上的各种生产知识、劳动与管理技能以及健康素质的存量总和。[14]知识水平和所获收益是成正比的,通过培训、学习形成可持续人力资本,是政府对基层医疗卫生机构投入的重点。充分发挥人力资本的龙头作用,不断提高基层医疗卫生机构的卫生服务能力,是人力资本理论对人力资源配置研究的重要启示。

2. 需求层次理论

人的需求可以分为五个层次：生理、安全、社交、尊重和自我实现。[15]基层医疗卫生机构在招聘和管理人员的过程中,可从文化上对其加以调控和引导,考虑从心理上满足不同需求层次的人群,从而达到吸引和留住人才的目的。

三、基层医疗卫生机构人力资源配置现状

（一）全国基层医疗卫生机构人力资源配置情况

随着社会主义现代化的发展,沿海地区和内陆地区的一线城市与二线城市经济飞速发展,我国医疗资源大部分集中在大城市、大型医疗机构,且卫生领域人力资源的分布也呈现出两个特点：人力资源区域分布不均衡、不同等级的医疗卫生机构人力资源分布不均衡。

1. 卫生人力资源区域分布不均衡

大中型医疗机构有更加先进的硬件设施,工作环境良好,而基层医疗卫生机构设备老旧,硬件及软件设施都达不到标准,大中型医疗机构对医疗卫生人员和患者的吸引力都是巨大的。总结2016—2020年《中国卫生健康统计年鉴》数据,可以发现我国医疗卫生机构人力资源在空间上的分布极不均衡,城乡差异巨大。

表 15　我国城乡卫生技术人员数量统计(万人)(2016—2020)

年份	卫生技术人员		执业(助理)医师		注册护士	
	农　村	城　镇	农　村	城　镇	农　村	城　镇
2016	391.67	452.77	154.33	164.77	144.41	206.30
2017	410.63	487.19	161.19	177.81	155.97	224.44
2018	432.82	519.10	169.98	190.74	168.40	241.77
2019	460.57	553.83	182.12	204.57	184.42	260.33
2020	481.30	585.50	191.20	217.37	194.72	276.14

注：数据来源于《中国卫生健康统计年鉴》，2017—2021 年。

由表 15 的数据可知，近年来我国城乡卫生技术人员数量在不断上涨，但农村地区卫生技术人员数量始终低于城镇，增长率也低于城镇地区，致使城乡卫生技术人员数量差距越来越大。

表 16　我国每千人口卫生技术人员数量统计(人)(2016—2020)

年份	卫生技术人员		执业(助理)医师		注册护士	
	农　村	城　镇	农　村	城　镇	农　村	城　镇
2016	4.08	10.42	1.61	3.79	1.50	4.75
2017	4.28	10.87	1.68	3.97	1.62	5.01
2018	4.63	10.91	1.82	4.01	1.80	5.08
2019	4.96	11.10	1.96	4.10	1.99	5.22
2020	5.18	11.46	2.06	4.25	2.10	5.40

注：数据来源于《中国卫生健康统计年鉴》，2017—2021 年。

表 16 的数据显示，我国城乡每千人口卫生技术人员、执业(助理)医师、注册护士的数量都在不断增长，但农村地区的人员配置数量仍然不足城镇地区的一半。

2. 大型医疗卫生机构与基层医疗卫生机构人力资源分布不均衡

根据《2020 年我国卫生健康事业发展统计公报》，乡镇卫生院、社区卫生服务中心、社区卫生服务站的医师日均担负诊疗人次分别为 8.5 人次、13.9 人次、10.8 人次，而医院的医师日均负担诊疗人次仅为 5.9 人次。出院者的平均住院日在医院中为 8.5 日,在乡镇卫生院和社区卫生服务中心中分别为 6.6 日和 6.1 日。综合以上数据可以分析出基层医疗卫生机构的医师负担更重,且治愈复杂疾病的能力不足,出院者平均住院日才会缩短,由此可知基层医疗卫生机构人力资源数量不足且质量偏低。

表 17 我国医院、基层医疗卫生机构、村卫生室卫生技术人员数量统计(万人)(2016—2020)

医疗机构类型	2016	2017	2018	2019	2020
医　　院	541.51	578.47	612.92	648.75	677.48
基层医疗卫生机构	235.44	250.52	268.30	292.10	312.40
村卫生室	43.54	48.63	53.40	60.32	65.04

注:数据来源于《中国卫生健康统计年鉴》,2017—2021 年。

表 17 的数据显示,我国各类医疗机构卫生技术人员的数量在逐年上涨,且由于国家重视,基层医疗卫生机构卫生技术人员数量的涨幅比较高。村卫生室卫生技术人员的数量虽然在上涨,但部分地区受到乡镇撤并等原因的影响,乡村医生和卫生员的数量大幅减少,致使村卫生室卫生技术人员总数是在不断减少的。

表 18 我国医院、基层医疗卫生机构卫生技术人员统计(万人)(2016—2020)

年份	卫生技术人员		执业(助理)医师		注册护士		医护比	
	医院	基层医疗卫生机构	医院	基层医疗卫生机构	医院	基层医疗卫生机构	医院	基层医疗卫生机构
2016	545.51	235.44	180.35	114.54	261.34	69.58	1∶1.45	1∶0.61
2017	578.47	250.52	193.25	121.36	282.24	76.92	1∶1.46	1∶0.66
2018	612.92	268.30	205.35	130.51	302.08	85.24	1∶1.47	1∶0.65
2019	648.75	292.10	217.43	143.67	323.80	96.04	1∶1.49	1∶0.67
2020	677.48	312.40	228.26	153.64	338.84	105.74	1∶1.48	1∶0.69

注:数据来源于《中国卫生健康统计年鉴》,2017—2021 年。

　　表 18 的数据显示,虽然我国总体上的医护比例倒置问题得到解决,但基层医疗卫生机构的医护比例仍然是倒置状态,这在一定程度上也反映出我国基层医疗卫生机构人力资源配置的不合理。

表 19　2020 年我国医院、社区卫生服务中心、乡镇卫生院
人员年龄、学历及专业技术资格构成百分比

分　　类	医　　院	社区卫生服务中心	乡镇卫生院
按年龄分			
25 岁以下	7.30%	4.80%	6.90%
25～34 岁	43.70%	32.10%	33.40%
35～44 岁	25.40%	31.70%	28.40%
45～54 岁	15.10%	22.40%	23.40%
55～59 岁	4.70%	4.80%	4.80%
60 岁及以上	3.80%	4.20%	3.10%
按学历分			
研究生	8.30%	1.60%	0.10%
本科	40.60%	41.60%	22.10%
专科	36.50%	38.20%	42.80%
中专	14.10%	17.30%	32.80%
高中及以下	0.50%	1.30%	2.20%
按专业技术资格分			
正高	2.80%	0.70%	0.20%
副高	7.80%	5.50%	3.00%
中级	21.10%	25.50%	13.90%
初级	60.10%	59.00%	72.70%
不详	8.10%	9.30%	10.20%

注：数据来源于《中国卫生健康统计年鉴》,2021 年。

　　表 19 的数据显示,年龄方面,我国乡镇卫生院和社区卫生服务中心的人员年龄呈现年轻化的特征,医院的工作人员年龄大部分稳定在 25～34 岁之间。学历构成方面,有 40.60% 的医院工作人员是本科学历,除研究生学历之外,社区卫生服务中心工作人员的学历水平还稍微超过医院,这表明社

区卫生服务中心近年来的发展速度在提升,而乡村地区卫生院的医务人员则主要是专科和中专学历。职称结构方面,医院中级及以上职称占比达到31.70%,社区卫生服务中心中级及以上职称占比也达到了31.70%,只有乡镇卫生院职称水平较低,中级及以上职称占比仅有17.10%。

(二)四川省基层医疗卫生机构人力资源配置情况

1. 四川省基层医疗卫生机构概况

四川省位于中国西南地区,经济水平相较于东部、中部地区有一定的差距,农业是其第一产业,这也表明四川省有比较多的农业区和农民。全省共有医疗卫生机构 82 793 个,其中基层医疗卫生机构 79 491 个,基层医疗卫生机构的发展是四川省医疗卫生事业发展的一大重点。

2. 人力资源配置概况

**表 20　四川省基层医疗卫生机构卫生技术
人员数量统计(万人)(2016—2020)**

年　份	卫生技术人员	执业(助理)医师	注册护士	医护比例
2016	15.20	7.50	4.32	1∶0.58
2017	16.08	7.70	4.88	1∶0.63
2018	17.08	8.04	5.44	1∶0.68
2019	18.76	8.90	6.30	1∶0.70
2020	19.76	9.37	6.87	1∶0.73

注:数据来源于《四川卫生健康统计年鉴》,2016—2020 年。

表 20 的数据显示,四川省基层医疗卫生机构卫生技术人员数量在逐年增加,但医护比例和全国基层医疗卫生机构一样呈现出倒置的问题。

表 21 的数据显示,四川省医院卫生人员的年龄集中在 25～34 岁,占比超过 50%,高于全国医院平均水平,中坚力量扎实。乡镇卫生院和社区卫生服务中心人员的年龄分布也优于全国平均水平。学历构成方面,医院工作人员的学历集中在本科和专科,本科学历仅占 29.08%,远低于全国 40.6% 的平均学历水平,社区卫生服务中心和乡镇卫生院工作人员的学历

则集中在专科和中专,整体学历水平与全国平均水平有较大的差距。职称结构方面,医院中级及以上职称占比 27.69%,略低于全国平均水平;社区卫生服务中心中级及以上职称占比 23.27%,乡镇卫生院中级及以上职称占比仅有 13.48%,初级职称占比却达到了 82.11%,职称结构很不合理。

表 21　2020 年四川省医院、社区卫生服务中心、乡镇卫生院人员年龄、学历及专业技术资格构成比

分　　类	医　　院	社区卫生服务中心	乡镇卫生院
按年龄分			
25 岁以下	8.45%	5.62%	8.19%
25～34 岁	50.18%	39.08%	42.28%
35～44 岁	22.53%	28.83%	23.68%
45～54 岁	11.80%	18.23%	19.08%
55～59 岁	3.81%	4.19%	4.86%
60 岁及以上	3.23%	4.05%	1.91%
按学历分			
研究生	4.17%	0.75%	0.03%
本科	29.08%	15.96%	7.55%
专科	40.34%	45.39%	44.94%
中专	25.12%	35.29%	44.50%
高中及以下	1.29%	2.61%	2.98%
按专业技术资格分			
正高	1.85%	0.33%	0.07%
副高	7.89%	4.77%	2.61%
中级	17.95%	18.17%	10.80%
初级	64.89%	74.04%	82.11%
不详	7.42%	2.69%	4.41%

注：数据来源于《四川卫生健康统计年鉴》,2020 年。

（三）古蔺县基层医疗卫生机构人力资源配置情况

1. 古蔺县基层医疗卫生机构概况

古蔺县位于四川省泸州市东南部,未脱贫以前是 832 个国家级贫困县之一,辖区面积 3 184 平方千米,截至 2020 年 11 月,古蔺县常住人口 651 958 人,截至 2021 年 12 月底,古蔺县辖 17 个镇、3 个街道、3 个少数民族乡、39 个社区、246 个行政村。古蔺县的基层医疗卫生体系由 26 个乡镇卫生院、1 个社区卫生服务中心(站)、555 个村卫生室、42 个诊所(卫生所、医务室)构成。超过 90% 的基层医疗卫生机构地处乡村地区,这在一定程度上也代表了县级行政区划的一个普遍现象,城镇和乡村有明显的区分。研究古蔺县基层医疗卫生机构的人力资源配置,可为近几年脱贫的贫困县基层医疗卫生事业发展提供一定的借鉴,明确贫困县脱贫后基层医疗卫生事业的情况及发展方向。

2. 古蔺县基层医疗卫生机构人力资源概况

表 22　2020 年古蔺县基层医疗卫生机构卫生技术人员数量统计(人)

	卫生技术人员	执业(助理)医师	注册护士	乡村医生和卫生员	全科医生
乡镇卫生院	979	306	373	0	
社区卫生服务中心(站)	24	7	12	0	142
村卫生室	81	78	3	604	

注:数据来源于《四川卫生健康统计年鉴》,2020 年。

表 22 的数据显示,古蔺县基层医疗卫生机构共有卫生技术人员 1 084 人,占所有工作人员的 41.55%,大部分卫生技术人员集中在乡镇卫生院,全县全科医生仅有 142 人。

表 23 的数据显示,古蔺县每千农村人口乡镇卫生人员数、平均每村乡村医生和卫生员数、每千农村人口乡村医生和卫生员的配置水平总体上高于全国平均水平,但低于四川省平均水平;医护比为 1∶0.99,高于四川省平均水平,也高于全国平均水平。四川省和古蔺县每万人口全科医生数分别为 0.03 人和 0.02 人,远低于全国平均水平。

有数据显示,古蔺县基层医疗卫生机构的工作人员中非卫生技术人员占比达到了 41.31%,每千农业人口乡镇卫生人员、乡村医生和卫生员配置水平也很低,医护比例虽高于全国平均水平,但也处于倒置状态。

表 23 2020 年全国、四川省、古蔺县基层医疗卫生机构卫生人员配置

	每千农村人口乡镇卫生人员数（人）	平均每村乡村医生和卫生员数（人）	每千农村人口乡村医生和卫生员数（人）	每万人口全科医生数（人）	医护比例
全国基层医疗卫生机构	1.59	1.58	0.85	2.90	1∶0.69
四川省基层医疗卫生机构	1.95	2.17	1.04	0.03	1∶0.73
古蔺县基层医疗卫生机构	1.62	2.10	0.86	0.02	1∶0.99

注：数据来源于《中国卫生健康统计年鉴》，2021 年；《四川卫生健康统计年鉴》，2020 年。

3. 古蔺县基层医疗卫生机构人力资源素质构成

古蔺县基层医疗卫生机构的卫生技术人员无论是在年龄结构、学历结构还是职称结构上都与全国和四川省基层医疗卫生机构卫生技术人员的素质结构有一定的差距（数据来源于《四川卫生健康统计年鉴》，2020 年；《泸州市卫生健康资源统计表》，2021 年）。

（1）卫生技术人员年龄构成

古蔺县基层医疗卫生机构的 1 084 个卫生技术人员中，25 岁及以下占比 8.19%，26～34 岁占比 32.28%，35～44 岁占比 28.68%，45～54 岁占比 24.08%，55 岁及以上占比 6.77%。整个年龄结构分布偏向中高龄，后备力量缺乏。非卫生技术人员年龄分布与卫生技术人员基本相似。人力资源的供给预测中，年龄结构是一个重要参考。

（2）卫生技术人员学历构成

学历层次能够显现出卫生技术人员的知识水平。古蔺县基层医疗卫生机构卫生技术人员学历分布情况如下：本科及以上学历占比 7.58%；大专学历占比 44.94%；中专及中技学历占比 44.21%；技校、高中及以下学历占比 3.27%，这表明古蔺县基层医疗卫生机构对高级知识人才的需求很大。

（3）卫生技术人员职称构成

专业技术资格是卫生人员能力的主要评估指标，也是医疗机构聘用卫生人员的主要根据。古蔺县基层医疗卫生机构卫生技术人员职称情况大概如下：高级职称占比2.68％；中级职称占比10.78％；初级职称占比82.13％；未评级占比4.41％。高级、中级职称占比相当低，比例失调严重，高级人才数量亟待提升，而非卫生技术人员职称情况则更为严峻。

四、古蔺县基层医疗卫生机构人力资源配置存在的问题

根据古蔺县基层医疗卫生机构人力资源配置情况与全国和四川省的基层医疗卫生机构人力资源配置情况的对比，结合对各乡镇卫生院管理人员、工作人员等的访谈，分析出古蔺县基层医疗卫生机构人力资源配置存在以下问题：

（一）人力资源数量不足

2015年国务院办公厅印发的《全国医疗卫生服务体系规划纲要（2015—2020年）》中提到，到2020年基层医疗卫生机构每千常住人口基层卫生人员数要达到3.5人以上，就古蔺县目前的情况来看，还远远达不到这一标准。观文镇卫生院院长曾说过，古蔺县乡镇卫生院虽然每年都在招聘，但是人员是由政府统一招录分配的，医疗卫生人员到基层医疗卫生机构就业的自主性不高，加之基层薪资待遇远落后于城镇，且基层医疗卫生机构工作条件差，发展空间不充足，因此基层很难吸引和留住人才，而且大中专毕业生考进基层医疗卫生机构后也很容易跳槽到其他条件更好的医疗机构。彰德街道社区卫生服务中心主任也说过，由政府统一分配的卫生人员，考虑到他们的个人意愿，相对高质量的卫生人才大多数情况下会被安排到县级医院。即使其医院靠近城区，但服务的居民比较多，所以分配不到足够的卫生人员。此外，从年龄结构来看，基层医疗卫生机构后备人才储量也是不足的。

（二）卫生人员质量偏低

从卫生人员的学历来看，《中国2001—2015年卫生人力发展纲要》提出的目标是到2015年，乡级以上的卫生机构之中，所有医生的学历水平要达

到大专以上,要有30%以上的护士具有大专及以上学历。但就调研结果而言,古蔺县乡级基层医疗卫生机构卫生人员的学历集中在大专和中专,村级卫生人员中中专学历人员占比超过50%。龙山镇卫生院院长表示,村卫生室工作人员存在学历普遍偏低的情况,中专学历占比很高,部分村医还是师承或者子承父业,基本上没有专业技术职称。从卫生人员的职称来看,高级、中级职称比例很低,除中高级职称之外的其他职称比例占到了86.54%,古蔺县乡级基层医疗卫生机构的职称构成与原卫生部颁布的职称比例(1∶3∶5∶7)以及世界卫生组织倡导的职称比例(1∶3∶1)还有巨大的差距。马蹄镇卫生院院长说过,其医院的医务人员职称比例严重失衡,高质量人才严重缺乏,这是乡镇卫生院医疗卫生服务能力不足的主要原因。

(三)人力资源配置结构不合理

1. 每千常住人口卫生人员数量少

到2020年,每千常住人口基层卫生人员数就应达到3.5人以上,而古蔺县每千常住人口基层卫生人员数仅仅达到3.05,这使得居民的健康需求无法得到全面的保障。

2. 医生护士比例有待改善

2021年,我国的医护比达到了1∶1.17,医护比倒置的问题得到了根本解决,而古蔺县基层医疗卫生机构的医护比例为1∶0.99,还处于轻微倒置的状态,医护比例在一定程度上也反映了医疗卫生服务的水平。

3. 全科医生数量严重不足

全科医生相较于专业医生有更为全面系统的医学知识和技能,面对广大居民各不相同的疾病状态,处理起来更得心应手。在大中型医疗机构收费较贵的情况下,基层医疗卫生机构的全科医生无疑是广大乡村居民更好的选择。2018年,国务院办公厅印发的《关于改革完善全科医生培养与使用激励机制的意见》中提出,到2020年,我国每万名居民拥有全科医生数要达到2~3名,然而古蔺县整体的每千人口全科医生数为0.22,那么每万人口的全科医生数即0.02,这表明古蔺县全科医生的配置数量相当少。茅溪镇卫生院院长曾提到过,古蔺县全科医生的主要来源是定向免费医学生,每年签订的人不多,毕业后招聘入乡镇卫生院的全科医生自然就更少了,茅溪镇经济、医疗教育等条件算是乡镇中比较好的了,全科医生的数量也不多,而且大部分全科医生在服务期满后都会离开。

五、古蔺县基层医疗卫生机构人力资源配置存在的问题原因分析

（一）医疗资源供需不平衡

我国虽已经建立起了由各类医疗卫生机构组成的医疗卫生服务体系,由政府主导大方向发展,形成市场机制辅助配置医疗卫生资源的医疗服务模式,而且覆盖城乡各个地区。但是市场配置的缺点也非常明显,医疗卫生资源集中在古蔺县城区的几家大型医疗机构,加上改革开放使得我国社会主义建设进程加快,居民生活水平普遍提升,现有医疗卫生服务供给量越来越难以满足居民的健康需求。在国家允许社会资源进入医疗卫生领域后,民营医院大量出现,古蔺县近几年来也出现了几家民营医院,无论是大医院还是民营医院,都有非常强大的竞争力,环境待遇都远高于基层医疗卫生机构,病人、医生自然被吸引过去。

（二）城乡经济二元化

先富带动后富,从宏观层面来看,就是城镇先发展,再带动乡村发展。改革开放使得城镇的发展速度加快,政府对城镇地区公共设施的建设大量投入,我国慢慢形成了城乡发展二元化格局。虽然后来政府开始重视乡村地区的发展,但是城乡之间发展的巨大差距在短时间内是难以缩小的。目前古蔺县仅有二郎、龙山、茅溪三个乡镇有产业可以带动当地经济发展,医疗服务水平相对高一点,其他乡镇医疗卫生事业的发展与这三个乡镇相比还有一定的差距。在城乡发展二元化的背景下,加上大医院和民营医院的强大竞争力,城镇地区占据了大量的医疗卫生资源和人力资源,而且城镇地区各项公共服务（教育、卫生、社保等）对于卫生领域人才的吸引力也是巨大的。

医疗资源供需矛盾和城乡发展二元化使得大数量、高质量的卫生人才

集中在城镇地区,而古蔺县在未脱贫前能够获取到的医疗卫生资源和人力资源是少之又少。

(三)人力资本观念缺失

古蔺县基层医疗卫生机构没有人员招聘的自主权,工作人员都由政府根据各机构的报备计划统一进行安排;目前政府对基层的投入力度仍然不够;古蔺县在 2020 年以前是贫困县,基础设施不健全、工作环境差。这些原因都导致很少有人愿意在基层医疗卫生机构工作。由政府人事部门根据编制总数统一招聘分配人员到各机构的形式,未考虑到各单位的实际情况,在一定程度上影响了基层医疗卫生机构的人员结构合理性。此外,古蔺县基层医疗卫生机构不具备人员招聘自主权,其管理人员自然就不会形成引进人才、留住人才以及管理人才的意识,也没有科学合理的管理理念来发挥人力资源的最大效益。政府引进人才后,鉴于政府对基层医疗卫生事业有限的财政投入,缺乏对人才的福利保障,使得大部分高端人才只是以基层医疗卫生机构为跳板,将来跳槽的可能性很大,这也是基层人才流失的一大原因。

(四)人才培养机制不健全

古蔺县基层医疗卫生机构没有意识到人才培养的重要性。由于基层医疗卫生机构是在优先保证其他支出的情况下,才会考虑人员培训支出,且基层医疗卫生机构重视硬件设备投入而忽视人员培训和开发,因此医务人员的医疗卫生服务水平无从提高,居民多样的卫生服务需求也无法得到满足。此外,我国全科医生的培养力度还不够大,虽然全科医生被提出要成为基层医疗卫生队伍建设的重点,也引起了各方重视,但是全科医生的培养主要还是靠政府培训。截至 2020 年,我国注册为全科医生的人数仅有 25 万人,这个数量相对于庞大的基层医疗卫生体系来说是远远不够的。由于我国引入全科医学专业的时间较晚,很多医科院校也未开设全科医学专业,仅有政府组织培训这一条渠道,因此我国全科医生数量久久提不起来。此外,由于全科医生执业范围的限制,很多医生取得全科医生培训合格证后,考虑到工作环境、子女教育等因素,并不愿意注册成为全科医生去基层就业。种种原因使得基层医疗卫生机构的全科医生数量无法增加。不仅如此,目前古蔺县还缺少引进全科医生的相关政策,全县全科医生只有 142 人,数量严重缺乏。

六、优化古蔺县基层医疗卫生机构人力资源配置的建议

(一)借鉴"医联体"和"互联网＋"模式的实践经验

我国很多医疗机构响应国家政策搭建了医联体平台,效果也非常显著,这一联合体可以让高等级医疗机构的优质资源下沉到基层,主要是人力资源的流动。高质量人才定期下派到基层,参与坐诊、管理、指导等活动,能够在一定程度上提高基层医疗卫生机构的卫生服务水平和基层卫生人员的业务能力,还能提高基层资源的利用率,吸引患者在基层就医。

随着科学技术的发展,医疗卫生事业也嵌入大量的信息化技术。互联网可以让医疗卫生机构之间的信息互通,还可以实现远程诊疗,省去患者在医疗机构之间转诊的流程和时间。在医联体的基础上搭配互联网技术,就可以使得不同层次的医疗机构之间的联系更为紧密,医疗资源、信息资源的分享也会更彻底、更方便。也就是说,若在政府的主导下,医联体平台和"互联网＋"模式能够合理应用到基层医疗卫生机构,必然能在一定程度上缓解医疗资源的供需矛盾问题,再加上政府的宏观调控,基层医疗卫生机构就可以得到快速发展。

2018 年古蔺县中医医院就与古蔺县土城镇卫生院签订了"县乡医疗卫生服务一体化管理"协议。同年,古蔺县人民医院成立了"胸痛中心"和"卒中中心",且次年就与古蔺县 12 个乡镇卫生院签订协议,12 个乡镇卫生院成为两个中心的网络医院,这是古蔺县基层医疗卫生机构对这些新兴发展模式的探索。但目前,医联体主要在大中型医疗机构中形成。2021 年 2 月,西南医科大学附属医院就与古蔺县人民政府进行了紧密型医联体签约,这对于古蔺县人民医院和中医医院的发展都是大有裨益的。古蔺县大中型医疗机构与基层医疗卫生机构之间的医联体与"互联网＋"模式还需要更多的实践。

(二)重视乡村经济,促进共同发展

由于长期以来的城乡发展二元化格局,基层不仅医疗卫生事业落后,各

方面的公共事业也发展缓慢,直至城镇发展到一定的程度,乡村的经济发展和基础建设才被重视起来。近年来,政府的乡村振兴政策在大力推进,财政支持也在不断提升。但发展需要过程,不可能立竿见影,基层医疗卫生机构的硬件设施在短时间内是无法全部建设起来的,政府分配到基层各项公共服务上的财政支持在短时间内也不会有很明显的效果,那么重点工作就可以放到引进社会资源上,由政府引导,促进资源投资到乡村建设上,如直接投资医疗卫生建设或者带动医疗卫生事业发展。基层的工作环境改善了,基层卫生工作者就有了更大的工作热情,医疗设备、高质量人才也就有了用武之地,还能吸引更多的人才到基层工作。

古蔺县有 90% 以上的基层医疗卫生机构在乡村地区,乡村的医疗、教育等公共服务都处于劣势地位,城乡资源分配的公平性、乡村各项公共服务水平的提升只有在政府的统筹下才能实现。城乡公共卫生服务趋向均等化、城乡一体化发展才能吸引更多的人才到基层就业。古蔺县二郎镇有郎酒产业;茅溪镇隔壁是茅台镇,亦有白酒园区;龙山镇处在交通要道上,正在兴建高速公路,还有水果产业。这些是这三个乡镇经济发展水平相对较高的基础,也是促进当地医疗卫生事业发展的动力之一,其他乡镇可以尝试开发一些地区特色来达到同样的效果。

(三)强化人力资源管理理念

由政府统一招聘、分配基层医疗卫生机构工作人员的形式,导致基层医疗卫生机构缺乏合理的人力资本管理理念。古蔺县基层医疗卫生机构管理人员不注重人力资源配置结构的合理性,不具备科学的方法来激发卫生人员的活力或发挥其最大效益,间接造成基层医疗卫生机构卫生服务水平不够高的现象。古蔺县基层医疗卫生机构管理人员应该学习一定的人力资源管理知识,摸索什么样的人员配置才能充分发挥医疗机构的作用,将资源用到实处。此外,人员培训也要得到管理人员的重视,人力资本的投资和回报是成正比的,卫生人员的业务水平和工作技能得到根本性的提升,才能更好地为居民提供医疗卫生服务,激励机制的合理应用也能提升工作人员的积极性和自我实现感。政府在招聘人员时,如果编制数不够,应该适量增加编外招聘,同时政府要出台政策适当提升基层编外人员的福利待遇,比如基层工作经历可以是报考公务员的一个加分项等,福利待遇和编内人员不能有太大的差距,主要目的是合理配置基层医疗卫生机构的人力资源。合理的人员结构能最大限度地发挥基层医疗卫生机构的服务效能;其次,福利待遇在吸引人才方面是最具有操作性的。

(四)建立健全人才培养机制

我国引入全科医学专业的时间较晚,而全科医生又被作为基层医疗卫生人才队伍建设的重点提出,这表明我国基层急需全科医生数量的提升,而全科医生的培养机制还未完全建立起来,这对全科医生制度的实施有很大的影响。全科医生的引入极大地促进了基层医疗事业的发展,但目前我国对于培养全科医生的投入还远远不够,尤其是高等院校参与度不高,大多数情况下都是地方政府与高校签订定向医学生培养协议。古蔺县也是如此,近几年来每年的聘用人数基本上不超过 10 人,2020 年仅聘用了 4 人,全科医生数量难有质的突破。全科医生培养的重点应该放到高等院校,在医科院校设立专业、定向免费培养都是可行的。如果政府加大力度、高校按照培养标准进行培养、政府组织专业培训三者结合起来,基层医疗卫生机构全科医生制度定会取得长足的发展。

七、结语

基层医疗卫生机构,是三级医疗体系的网底,是居民获取便利服务的保障,是基层医疗卫生服务的主要提供者。古蔺县在 2020 年一大批国家级脱贫贫困县中有一定的代表性,本文以古蔺县基层医疗卫生机构为研究对象,探索古蔺县脱贫后的基层医疗卫生体系人力资源建设情况,能够在一定程度上反映出我国脱贫攻坚政策的实施效果。本文通过查阅大量的人力资源数据,结合访谈法研究了古蔺县基层医疗卫生机构的人力资源配置情况。鉴于我国国情的复杂性,本次研究肯定存在不够完善的地方,我相信未来政府会更加注重基层医疗卫生事业的发展,加大人力、财力、物力以及政策的投入,重视高校全科医学人才的培养,基层医疗卫生机构的人力资源力量一定会充分地发挥出来。

参考文献

［1］国家统计局，国务院第七次全国人口普查领导小组办公室.第七次全国人口普查公报（第七号）［R］.北京：国家统计局，2021.

［2］Emmanuelle D，Mickey C. How much is not enough? Human resources requirements for primary health care：a cases study from South Africa［J］. Bulletin of the World Organization，2008，85：46－51.

［3］Pearce C，Liaw ST，Chondros P，et al. Australian doctors and their postgraduate qualifications［J］. Australian Family Physician，2003，32(1－2)：92－94.

［4］张俊华.卫生人力资源战胜危机［M］.北京：人民卫生出版社，2007：55－60.

［5］卢祖洵，金生国.外国社区卫生服务［M］.北京：人民卫生出版社，2001：186－187.

［6］王虎峰，元瑾.对建立分级诊疗制度相关问题的探讨［J］.中国医疗管理科学，2015,5(01)：11－15.

［7］李贵敏，孙晓杰.我国城乡基层医疗机构卫生资源配置变化趋势分析［J］.卫生软科学，2020,34(11)：20－25.

［8］孟佳瑜，李宇阳，秦上人，等.浙江省基层医疗机构卫生人力区域配置公平性研究［J］.中国社会医学杂志，2020,37(03)：299－302.

［9］刘冠宇.某省基层医疗机构人力资源现状及离职意愿影响因素分析［D］.长春：吉林大学，2019,10：36－42.

［10］付莉莉，陈声宇.基层医疗机构护士工作任务的调查研究［J］.中华护理杂志，2018,53(04)：473－476.

［11］张剑丽.云南省基层医疗卫生人力资源现状及政策建议［J］.人才资源开发，2021(11)：42－43.

［12］杨芊，於梦菲，唐吉，等.四川省定向免费医学生政策的实践与探索［J］.中国卫生政策研究，2018,11(12)：62－67.

［13］田云章.人力资源管理与人力资源配置［J］.科技信息，2009(33)：402＋429.

［14］张凤林.人力资本理论及其应用研究［C］.辽宁省哲学社会科学获奖成果汇编（2007—2008 年度）.2010：191－196.

［15］陈敬.马斯洛需求层次理论的应用［J］.中国水泥，2019(06)：58－62.

泸州市紧密型"县域医共体"模式下基层医疗机构卫生服务质量提升的影响因素与对策研究

为了进一步推进健康中国建设,满足人们的健康需求,实现卫生资源合理配置,国家卫生健康委会同国家中医药局在 2019 年印发了《关于推进紧密型县域医疗卫生共同体建设的通知》,文件明确指出这次工作主要是由政府主导,主旨在于资源下沉,包括人力和物力的下沉,提高基层的医疗技术和医疗服务能力,进而满足人们的健康需求,做到"小病不出乡,大病不出县"。泸州市县域医共体虽然目前已组建了 1 年多,各项工作已经取得一定成效,在医共体内设立了七大中心(综合服务中心、财务核算中心、信息技术中心、医疗管理中心、公共卫生服务中心、后勤服务中心、医保管理中心),稳步推进医共体发展,但是也存在医共体内联系不紧密的问题,人力、财力、物力等尚不统一。[1]

本项目采用定量和定性研究相结合的方式,通过面对面的访谈以及对医务人员进行问卷调查,发现问题、剖析原因,凝练出有利于提升我市紧密型县域医共体内的基层医疗卫生机构服务质量的建议,包括资源下沉、基层特色科室建设、基层人才培养、技术协同等。从而为完善紧密型县域医共体模式提供科学的理论和实证依据。[2]

一、泸州市泸县与合江县紧密型"县域医共体"的组建概况

（一）泸县组建三个紧密型"县域医共体"集团

泸县人民医院医共体集团设"一总九分院"，包括泸县人民医院总院和九个分院，九个分院分别为福集镇卫生院、喻寺镇（中心）卫生院、潮河镇（中心）卫生院分院、牛滩镇（中心）卫生院、得胜镇卫生院、天兴镇卫生院、方洞镇卫生院、嘉明镇卫生院、海潮镇卫生院。

泸县中医医院医共体集团设"一总五分院"，其中泸县中医医院为牵头单位，太伏、兆雅、立石、百和、云锦五所乡镇（中心）卫生院为成员单位。

泸县第二人民医院医共体集团设"一总五分院"，其中泸县第二人民医院为牵头单位，玄滩镇、毗卢镇、石桥镇、奇峰镇、云龙镇五所乡镇（中心）卫生院为成员单位。

医共体成立后，集团医院间将相互合作、资源共享，成为服务、责任、利益、管理、发展的共同体，基本建立基层首诊、双向转诊、急慢分治、上下联动的分级诊疗模式，为群众提供"全方位，全过程，全生命周期"的健康守护，提升人民群众的获得感和幸福感。

（二）合江县组建两个紧密型"县域医共体"集团，民营医疗机构可本着自愿原则加入医共体

合江县人民医院与符阳街道、九支镇、车辋镇、法王寺镇、先市镇、尧坝镇、大桥镇、白沙镇、神臂城镇、望龙镇、白米镇、真龙镇十二个镇（街道）所辖卫生院（社区卫生服务中心）及下辖的村卫生室组建合江县人民医院医疗卫生共同体。

县中医医院分别与临港街道、荔江镇、榕山镇、先滩镇、石龙镇、福宝镇、甘雨镇、白鹿镇、凤鸣镇九个镇（街道）所辖卫生院（社区卫生服务中心）及下辖的村卫生室组建合江县中医医院医疗卫生共同体。

县级医院通过派出管理团队和专家团队，建立联合病房、延伸门诊、特色专科等，通过临床带教、业务指导、教学查房、远程会诊、专科共建等方式，实现县级优质医疗资源有效下沉，弥补乡镇管理薄弱、人才短缺、技术不强、

医疗资源匮乏等不足。

二、研究对象及研究方法

（一）研究对象

本文的调查对象为县域医共体内牵头医院的院领导、重点部门负责人、基层医疗卫生机构的医务人员。对院领导以及重点部门负责人进行访谈调查，对基层医疗机构医务人员进行问卷调查。

（二）研究方法

1. 调查研究法

调查泸州市合江县、泸县两个地区紧密型县域医共体对基层医疗卫生机构服务质量产生的影响，结合《理论知识/技能掌握情况调查表》和《理论知识/技能培训需求调查表》对医务人员进行需求调查，分析他们的技能和理论知识掌握情况以及有意愿获得培训的程度，为后续的基层帮扶提供相关数据。本次共发放问卷 180 份，回收有效问卷 167 份，有效回收率为 92.8%。

2. 现场访谈法

对泸县中医医院、泸县人民医院、合江县人民医院的医共体管理人员进行访谈，主要了解县级医院对基层医疗卫生机构的技术帮扶与人才培养情况、乡镇卫生院服务能力的变化情况以及提升基层医疗卫生服务质量的建议。随机选取泸县中医医院、泸县人民医院、合江县人民医院、云锦镇卫生院、九支镇卫生院、福集镇卫生院等医疗机构的医务人员进行访谈，对其在了解紧密型县域医共体的运行模式后，对医共体提升基层医疗卫生服务质量方面的优势与不足等看法进行调查。

3. 文献研究

在万方、知网、维普等数据库中输入"县域医共体""乡镇卫生院人才培养""基层人才培养""提升基层医疗卫生服务质量"等关键词检索与本文主题相关的文献进行研究，以及在相关的新闻网站、政府网站等搜集相关的政策信息。综合分析处理文献，梳理出县域医共体的实施现状以及人才培养对提升基层医疗卫生机构服务质量的影响。

4. 统计学方法

使用 SPSS17.0 进行数据统计分析,计数资料用率/构成比表示,采用 x^2 检验,检验水准 $\alpha=0.05$,以 $P<0.05$ 为差异有统计学意义。

三、结果

(一)调查对象基本情况

在这次的问卷调查中,初级职称占比较多,为总人数的 73.05%;医师和护士为主要的调查对象,占总人数的 73.05%;学历分布方面,本科偏多,占总数的 49.70%,但规模大小不一的乡镇卫生院的调查对象学历分布不均,如在现场访谈中了解到云锦镇卫生院只有两个本科生,因为规模较小很难吸引人才。具体数据见表 24。

表 24　调查对象基本情况

人口学特征	分　　　组	频数(n)	构成比(%)
年　龄	20~30	61	36.53
	31~40	59	35.33
	41~50	45	26.95
	51~60	2	1.19
学　历	高中及以下	3	1.79
	中专	4	2.40
	大专	77	46.11
	本科	83	49.70
	研究生及以上	0	0.00
职　称	初级	122	73.05
	中级	29	17.37
	高级	4	2.39
	无	12	7.19
岗　位	管理或后勤人员	26	15.57
	护士	64	38.32

人口学特征	分　　组	频数(n)	构成比(%)
岗　位	技师	13	7.78
	药师	6	3.60
	医师	58	34.73

（二）基层医务人员对目前的工作满意情况

综合来看，超过50%的医务人员对目前所在岗位的薪酬水平不满意。总的来说，这几个乡镇卫生院的医务工作人员对目前工作中最不满意的地方就是薪酬水平，主要原因是乡镇卫生院的病人数量普遍偏低，一些卫生院与牵头医院距离较近，大多数本地的病人都愿意到牵头医院就诊，不愿意到乡镇卫生院就诊，所以病人数量偏少，人才流失也比较严重，甚至还出现过卫生院花金钱和精力去培养的医生在规培完成后流失到其他大医院的情况。具体数据见表25。

表25　工作满意情况

	分　　组	频数(n)	构成比(%)
您对您目前的薪酬水平是否满意?	低了	67	40.12
	差不多	46	27.54
	不好说	29	17.37
	满意	25	14.97
您认为您目前的薪酬水平能激励您更加努力地工作吗?	能	49	29.34
	不能	57	34.13
	基本可以	38	22.75
	不好说	23	13.78
您对您目前的生活状况是否满意?	不满意	25	14.97
	还可以	97	58.08
	非常满意	23	13.77
	不好说	22	13.18

续　表

分　　组	频数(n)	构成比(%)
工作环境	25	14.97
生活环境	18	10.78
工资收入	81	48.50
医患关系	28	16.77
职称晋升	15	8.98

（最左列合并单元格文字：您对您目前的生活状况最不满意的是什么？）

（三）调查对象对人才培养情况的了解程度及自我认知

本问卷主要调查医务人员对自己医疗技术水平的认知，以及是否认为自己的医疗技术水平能够满足患者的就诊需要。调查结果显示，约一半的医务人员认为自己的医疗技术还是能满足患者的就诊需要的，但仍然有一部分医务人员认为自己不能满足患者的就诊需要。总的来说，医务人员还是认为自己目前的医疗水平不一定能达到患者的就诊需求。医院近三年开展的新医疗技术相对较少，因为乡镇卫生院目前的人力、物力、资金情况相对困难。综合来看，各乡镇卫生院在医疗技术方面还是有一定能力满足患者的就诊需要的，但是或多或少存在一些医疗技术方面需要加强的地方。对培训需求进行调查后发现，基层医疗机构目前存在的主要问题中，薪资低、病人量少导致了目前的人才流失；没有人力、财力基础开展医疗方面的新项目和新技术导致了效益低—留不住人—发展不起来的恶性循环。如果紧密型的县域医共体能够进一步实现人力、财力、物力的统一，那么基层医疗机构将从根本上解决问题。具体数据见表 26。

表 26　人才培养情况及自我认知

分　　组	频数(n)	构成比(%)
不能满足	38	22.75
基本满足	81	48.50
满足	34	20.36
不清楚	14	8.39

（最左列合并单元格文字：您认为贵院医师人数的配置是否满足患者就诊需要？）

续　表

分　组	频数(n)	构成比(%)

	分　组	频数(n)	构成比(%)
您认为贵院重视医疗技能方面的培养吗?	不重视	10	5.99
	一般	55	32.93
	比较重视	65	38.92
	很重视	37	22.16
您认为贵院医师的培养和晋升途径是否顺畅?	不是很顺畅	24	14.37
	比较顺畅	70	41.92
	很顺畅	36	21.56
	不清楚	37	22.15
据您所知,贵院有一整套完整的医师培养规划吗?	没有	10	11.90
	有,但不完整	31	36.90
	有,完整	23	27.38
	不清楚	20	23.82
贵院近三年开展的新医疗技术多吗?	没有	23	13.77
	有,不多	76	45.51
	一般	49	29.34
	有,很多	19	11.38
医院针对医师的培养进行过系统地规划并明确过目标吗?	无明确目标	9	10.71
	不清楚	32	38.01
	较明确	29	34.52
	很明确	14	16.76
您认为您目前的理论知识水平可以满足患者的就诊需要吗?	满足不了	47	34.81
	可以满足	63	46.67
	不好说	25	18.52
您认为您目前的专业技能水平可以满足患者的就诊需要吗?	满足不了	42	31.11
	可以满足	66	48.89
	不好说	27	20.00

注：因调查过程中部分受访者未完整回答问卷,故本统计表中部分项目的响应频数不同于样本总量,构成比按实际响应频数进行计算。

（四）医务人员对医共体的认知情况

虽然到目前为止，医共体已经组建一年多了，但是此次调查发现，仍有71.86％的医务人员对于县域医共体是听说过但不了解的状态，县域医共体的政策普及还未完全渗入；有14.37％的医务人员表示不赞同县域医共体的建立，14.37％的医务人员处于中立状态。虽然有71.26％的人表示赞同县域医共体的建立，但是对医共体的建设感到满意的只有50.30％的医务人员，由此可见，目前的县域医共体建设情况并不理想；在此次调查中，有22.16％的医务人员不太了解牵头医院组织的相关培训活动。此外，超过80％的医务人员认为医共体的实施有助于提高自身的专业技术水平，但其中有44.31％的医务人员认为医共体的实施略微增加了日常工作的负担。总体来说，县域医共体的实施给基层医疗机构的医务人员还是带来了一定的能力提升。具体数据见表27。

表27　医共体认知情况

	分　　组	频数(n)	构成比(％)
您是否了解医疗服务共同体(医共体)？	听过，但不太了解	120	71.86
	听过，并了解	47	28.14
	没听过	0	0.00
您是否赞成建立"医共体"	赞成	119	71.26
	不赞成	24	14.37
	不清楚	24	14.37
您对目前您所在的"医共体"运行效果满意程度如何？	很满意	36	21.56
	满意	48	28.74
	一般	62	37.13
	不满意	15	8.98
	很不满意	6	3.59
您是否了解并参与过由"医共体"牵头医院组织的对各自辖区内基层医疗卫生机构的各类帮扶项目	了解并参与	73	43.71
	了解但没有参与过	57	34.13
	不太了解	37	22.16

续　表

分　　组		频数(n)	构成比(%)
帮扶医院组织员工参加医疗卫生知识培训的形式和手段多不多?	不多,以短期学习为主	75	44.91
	一般多	53	31.74
	形式和手段都挺多	39	23.35
您认为由"医共体"牵头医院组织的对各自辖区内基层医疗卫生机构的各类帮扶项目对您日常工作造成的影响是?	有助于提高专业技术能力	64	38.32
	有助于提高专业技术能力,同时略微加重日常工作负担	74	44.31
	加重日常工作负担	16	9.58
	无影响	13	7.79
您对"医共体"支部共建组织的带教、培训等项目的看法是?	没有作用,比较浪费时间	3	1.80
	内容趋于形式化	23	13.77
	对自身整体能力有帮助可以适当参加	63	37.72
	凡与本专业相关的项目都愿意积极参加	67	40.12
	其他	11	6.59
实施"医共体"后,本院的门诊量有何改变?	减少	20	11.98
	不变	39	23.35
	增加	47	28.14
	不知道	61	36.53
您对牵头医院帮扶工作的总体满意度如何?	完全不满意	7	4.19
	不太满意	22	13.17
	无所谓	18	10.78
	比较满意	95	56.89
	非常满意	25	14.97

（五）医疗技能、理论知识掌握程度

量表技能掌握程度分值:1="熟练";2="理解";3="一般";4="生疏";5="不知道"。

1. 初级医务人员对技能的掌握情况

参与调查的初级医务人员总共 99 人，从技能掌握调查的结果可以看出，低分值人数相对较少，但是调查对象对于这些技能的掌握程度还是要提高。具体数据见表 28。

表 28　初级医务人员的技能掌握情况

	得　　分	频率(n)	累计百分比(%)
有　效	25.00～44.00	11	11.1
	45.00～64.00	18	29.3
	65.00～84.00	27	56.6
	85.00～104.00	34	90.9
	105.00～125.00	9	100.0
	总　　计	99	

2. 相应技能的需求情况

"不愿意"＝1；"无所谓"＝2；"较愿意"＝3；"很愿意"＝4。分值越高对应的需求就越强烈。表中的分值都普遍偏高，说明基层人员对于技能培训还是具有很高的积极性的。具体数据见表 29。

表 29　初级医务人员的技能需求情况

	得　　分	频率(n)	累计百分比(%)
有　效	25.00～44.00	2	2.0
	45.00～64.00	8	10.1
	65.00～84.00	31	41.4
	85.00～104.00	58	100.0
	105.00～125.00	0	100.0
	总　　计	99	

3. 理论掌握调查

表 30：1＝"熟练"；2＝"理解"；3＝"一般"；4＝"生疏"；5＝"不知道"。

表31：1＝"不愿意"；2＝"无所谓"；3＝"较愿意"；4＝"很愿意"。

在医疗技术理论的掌握方面，还是有超过半数的人员的掌握情况不太理想，但是其对于培训的积极性仍然很高。具体数据见表30、表31。

表30　初级医务人员的理论掌握情况

	得　　分	频率(n)	累计百分比(%)
有　效	25.00～44.00	14	14.1
	45.00～64.00	16	30.3
	65.00～84.00	30	60.6
	85.00～104.00	30	90.9
	105.00～125.00	9	100.0
	总　　计	99	

表31　初级医务人员的理论需求情况

	得　　分	频率(n)	累计百分比(%)
有　效	25.00～44.00	1	1.0
	45.00～64.00	7	8.1
	65.00～84.00	41	49.5
	85.00～104.00	50	100
	105.00～125.00	0	100.0
	总　　计	99	

4. 中级医务人员对技能的掌握情况

此次的问卷调查中共有19个中级职称的医务人员样本，对于技能和理论的掌握程度，有超过一半的人员认为自己的理论及技能掌握相对较好；中级医务人员的培训需求相对较多，积极性高。具体数据见表32、表33、表34、表35。

5. 基层医务人员技能/理论需求与掌握程度的相关性分析

将数据导入SPSS17.0，结果显示技能掌握与技能培训需求、理论掌握与理论培训需求之间呈显著负相关,说明技能掌握程度负向预测技能培训需求,理论掌握与理论培训需求的关系同之(详见表36)。

表 32　中级医务人员的理论掌握情况

	得　　分	频率(n)	累计百分比(%)
有　效	25.00～44.00	2	10.5
	45.00～64.00	5	36.8
	65.00～84.00	6	68.4
	85.00～104.00	4	89.5
	105.00～125.00	2	100.0
	总　计	19	

表 33　中级医务人员的理论需求情况

	得　　分	频率(n)	累计百分比(%)
有　效	25.00～44.00	1	5.3
	45.00～64.00	2	15.8
	65.00～84.00	7	52.6
	85.00～104.00	9	100.0
	105.00～125.00	0	100.0
	总　计	19	

表 34　中级医务人员的技能掌握情况

	得　　分	频率(n)	累计百分比(%)
有　效	25.00～44.00	1	5.3
	45.00～64.00	5	31.6
	65.00～84.00	6	63.2
	85.00～104.00	5	89.5
	105.00～125.00	2	100.0
	总　计	19	

表 35　中级医务人员的技能需求情况

	得　分	频率(n)	累计百分比(%)
有　效	25.00～44.00	0	0.0
	45.00～64.00	1	5.3
	65.00～84.00	10	57.9
	85.00～104.00	8	100.0
	105.00～125.00	0	100.0
	总　计	19	

表 36　相关性分析

	1. 技能掌握	2. 技能需求	3. 理论掌握	4. 理论需求
1. 技能掌握	1			
2. 技能需求	−.394**	1		
3. 理论掌握	.675**	−.271**	1	
4. 理论需求	−.343**	.681**	−.270**	1

（六）访谈结果

此次访谈形式为现场访谈，共调研 6 家机构，对人事科、医务科、院领导及相关科室进行访谈，访谈结果如下：

医共体建设时间：2019 年 12 月，建立时间相对较短，暂时看不见成效。

医共体人才培养帮扶现状：牵头医院会定期到基层院区进行讲座、查房、问诊等培训，还会根据基层医院需求安排不同的技术帮扶。

主要问题：人才队伍稀缺、留不住人、资金不足、上下联系不紧密、资源下沉不充分等。且乡镇卫生院编制不足、人员不够用，牵头医院能力有待提高。

建议：政府加大对牵头医院的投入、增加乡镇卫生院编制、提高人才引进福利以尽量留住人才；紧密型医共体尽快做到真正地加大技术资源的下沉力度。

四、讨论

总体来看,合江县乡镇卫生院的医务人员对于政策的知晓程度比泸县低,但赞成开展医共体的医务人员占比都相对较高,说明医共体的建设对于基层还是有一定的帮助的。

此次调研中的两个泸县县域医共体分别由中医医院和人民医院牵头,其中中医医院帮扶的是5个乡镇卫生院的建设,服务人口在35万左右,人民医院则是对9个乡镇卫生院进行帮扶建设工作,压力相对较大。医共体虽说是紧密型的,但是在紧密方面做得并不是很好。合江县医共体是由作为牵头医院的人民医院与12个镇(街道)的卫生院和卫生室所构成的县域医共体。调查问卷主要发放给乡镇卫生院的医务人员,由于只对该县医共体的医务人员做了问卷调查,所以获取的信息相对较少,但也发现了一些问题。

(一)资源下沉、帮扶的形式以及存在的问题

泸县人民医院及中医医院从本院下派骨干人员到各乡镇卫生院,这些骨干人员作为分院院长定期到乡镇卫生院进行帮扶并收集乡镇卫生院的需求,协调各类事项,由此构成牵头医院与各乡镇卫生院之间的连通纽带。相关培训活动主要通过党建形式开展,由牵头医院下的乡镇卫生院作为党支部,包括一些定期开展的专业知识和专业技术讲座,以及查房教学、病例讨论、专家坐诊、质量控制等活动。讲座固定每个月开展1~2次,根据分院需求以及讲师特色设置不同的讲座内容;查房教学、病例讨论则要根据分院的病人情况进行;专家坐诊可每周在分院安排1~2次。因每个乡镇卫生院的需求不同,在帮扶项目上各个乡镇卫生院之间可能会存在一些差异。除了特定的培训外,乡镇卫生院如果遇见较难的手术或是病例,可以向牵头医院提出帮助需求,牵头医院也会及时地派出相关的医务人员提供帮助。这样既给乡镇卫生院的医务人员进行了现场的实例教学,又帮乡镇卫生院留住了病人。但是目前所提供的培训,不管是上行的还是下派的,都是短期的培训,所以在调研中也有乡镇卫生院的医务人员反映这种短期的培训并没有

很明显的作用。如果下派人员没有针对乡镇卫生院的薄弱处进行长期的建设帮扶,就很难对基层医院存在的问题有深入的了解,也就无法真正地解决问题。虽然也有个别的乡镇卫生院将在建设科室的人员派到牵头医院常驻进修,但是不管是上派进修还是下派帮扶都存在人员不足的问题。合江县的问卷调查结果显示,有部分乡镇医务人员认为,目前的医共体建设在人员帮扶上开展定期培训更像是走形式,对他们的帮助不大,并且部分培训不具有针对性,很多学习的东西并不适用于实际工作,且除了基本的定期培训外,几乎没有其他培训,部分医务人员也希望能够到牵头医院进行有针对性的进修学习。从调查结果来看,在资源下沉、人员培训等方面的帮扶上,泸县的医共体建设相对来说比合江县更加成熟一点。但总体来说,两县医共体建设都不够完善,部分原因是医共体实施时间不长,导致牵头医院与卫生院磨合不足。基层人员反映,相对于泸县来说,合江县县域医共体建设的培训较少并且都是短期的培训,没有实现真正的资源下沉;合江县县域医共体的牵头医院与卫生院的交流也相对较少。从调研反映的情况来看,牵头医院在基层进行短期培训的效果不太明显,帮助也不是很大,也有基层人员认为牵头医院的培训太过于形式化,培训内容有一些也并不太适合卫生院。泸县也有同样的问题,医共体实施时间相对较短,成效不明显,并且牵头单位也只是系统地到基层进行一些培训,并没有长期有效地帮助卫生院提升医疗服务能力。

（二）影响医共体整体建设的主要原因

1. 牵头医院实力不足,人才流失严重

想要医共体的实施能够真正地带动基层的发展,首要条件就是牵头医院得具有一定的实力;如果牵头医院实力不足,在面对 5 个甚至 12 个乡镇卫生院的帮扶需求时就会分身乏术甚至没有那么多的资源下沉,从而降低了医共体所带来的成效。[3]经过调研了解,不管是基层医院还是牵头医院都存在人才不足、人才引进困难的问题。牵头医院的人才队伍建设不全、留不住人是目前牵头医院能力不足的主要原因之一。[4]在调研过程中了解到泸县的人民医院以及中医医院在人才队伍建设方面存在着一些问题,很多时候县医院花了时间和精力培养出来的人才会将县医院当作跳板,因为县级医院的工资相对市级医院来说较低,且县里的环境在一定程度上无法满足生活品质的需求。

2. 乡镇卫生院编制不足,人才引进困难

乡镇卫生院的编制数量是根据当地的人口数量设置的,部分乡镇卫生院承担的基本公共卫生服务较多,为了完成任务,乡镇卫生院只能自己承担聘请医务人员的费用。所以在解决不了编制的情况下想要引进人才就更难了,就算引进了人才,留住人才也是一个难题,因为平台低、门诊量少、薪资待遇水平低、硬件软件设施不完善,人才不愿意留在这里。人员不足直接导致了乡镇卫生院无法轻易抽离人员外派进修,即使有牵头医院的帮扶,新科室、新技术也可能因人员不足而无法建设和开展;并且大多数卫生院缺失的科室较多,如果只是单方面地引进部分科室,可能也无法达到预期效果,因为各科室之间都是相辅相成的,比如麻醉科和手术室,如果只建设其中之一,工作也相对较难展开。

3. 乡镇卫生院的管理人员专业性不足,工作难开展

乡镇卫生院行政后勤科室的人员基本上都是院内一些医学相关专业的人员,缺乏专业的行政后勤人员,所以相关的行政后勤工作无法正常运作。建议在日常的教学帮扶活动中加入一些行政科室的帮扶,因为一个医疗机构医疗服务水平的提高不仅仅要靠医疗技术,还需要行政科室的配合。[5]

4. 基层医务人员对县域医共体政策的了解程度不足、牵头医院帮扶力度过低

在问卷调查中,有很大一部分的基层医务人员对县域医共体的具体政策内容只是听过但并不了解,对政策的熟悉程度会影响县域医共体的工作效率。就现场调研情况来看,牵头医院会对乡镇卫生院定期开展查房、坐诊、讲座、病例讨论等一系列教学,虽然教学形式较多,但对于基层医疗机构来说,培训教学的力度不足,达不到预期的效果。[6]

五、提升基层医疗机构卫生服务质量的建议

（一）对牵头医院的建议

1. 做好对乡镇卫生院（社区卫生院）的培训满意度调查、培训需求调查、培训结果评测考核

针对乡镇卫生院平时所做的培训，牵头医院可以做一些相关的满意度调查来确定培训是否适合培训人员，以免出现培训效率低下的结果。定期对基层培训人员进行培训内容的考核，从而了解培训效果，为是否需要改变培训方式和如何提高基层培训人员的积极性做好调研工作。[7]

2. "摸清"各乡镇卫生院（社区卫生院）的情况，有针对性地建设帮扶

可以对医共体下的各乡镇卫生院做一些相关的评估，了解每个乡镇卫生院的优缺点以及存在的问题。然后对应不同实力的乡镇卫生院采取不同的帮扶方式，以及对应不同的优缺点进行不同方面的补充帮扶。[8]鼓励县级医院医务人员到基层医院进行技术指导和交流，上级医院给予下派专家一定的权利和福利待遇，对下级医院的相关科室进行帮扶时，选择一个有能力的人，共同参与科室的整体规划，提高医疗水平，加强县域医共体内的专科联盟建设。[9]对于人才匮乏的乡镇卫生院，牵头医院可以将能力较强的医务人员下派到乡镇卫生院进行一个较长时间的挂职帮扶，确认好帮扶目标，布置好任务。[10]

（二）对政府的建议

1. 提升牵头医院的能力，发挥辐射作用来带动基层发展

国家应加大对县级医院的投入，提升县级医院的总体实力，发挥其辐射作用以提升县域医共体内基层医疗机构的医疗服务能力。只有先提升牵头医院的能力，牵头医院才会有资源去帮扶基层医院，加快县域医共体的建设，使各方面工作成为一个整体，实现县域内牵头医院及其分院的协同发展，提升县域医共体的整体医疗服务能力。[11]

2. 完善人才引进制度，减少人才流失

基层卫生人才是决定基层医疗卫生服务质量的关键，加强医共体人才

队伍建设,应进一步创新和规范医共体用人机制。调研的基层医院对象都提到一个问题,那就是招聘人才比较困难,招聘信息发出去之后一直都无人应聘。部分人才把基层医院当作跳板,诊疗能力提升后便离职到待遇更好、规模更大的医院。出现这些问题,主要还是因为大多数基层医务人员的职业发展、工资待遇得不到满足;所以应该完善人才引进制度,在县域内探索推进"县管乡用"的人才管理机制,由医共体牵头单位或县级卫生计生部门单独招聘、统一分配,充分整合县域内基层医疗卫生机构编制、岗位资源,破解编制、岗位"瓶颈"。[12]

3. 增加乡镇卫生院(社区卫生中心)编制,提高基层岗位吸引力

增加乡镇卫生院的编制。目前大多数乡镇卫生院的编制不足,因编制人员不足以满足当地居民的卫生服务需求,所以接近一半的基层医务人员是无编制人员,且工资费用由卫生院承担,卫生院压力较大。如果没有编制的吸引,乡镇卫生院想要引进人才就会更加困难。另外,乡镇卫生院目前的状态是平台低、工资低、硬件软件条件差、事情多且杂,这也是乡镇卫生院吸引不到人、留不住人的主要原因。所以建议政府引进人才到乡镇卫生院时,加大安家费、编制、配偶工作、孩子读书等方面的福利,以此吸引与留住人才。[13]

(三) 对乡镇卫生院(社区卫生中心)的建议

1. 积极配合牵头医院的帮扶建设工作,放眼成果于未来

在调研过程中了解到有一部分人员认为目前的医共体建设对于医院及自身能力的提升都没有太多帮助,却增加了工作量。其主要原因是医共体实施时间不长,导致目前的成效暂时不明显。但乡镇卫生院医务人员应该有长远发展的战略眼光,县域医共体提升基层服务能力的成效在我国多地试点都非常显著,因此,积极主动参与医共体建设对提升基层医疗卫生机构首诊可及性、服务协调性是非常必要的。[14]

2. 找好定位,重点发展特色科室

基层医疗卫生机构应找准自己的重点发展科室与医疗服务项目,在能够满足常见病诊疗的前提下重点发展特色项目,可以向牵头医院申请特色项目的培训与帮扶;尽量做到院内有一到两个当地居民认为较满意的医疗

服务项目,因地制宜地创建中医科、康复科等特色科室,以特色科室建设为提升基层服务能力的突破口,带动基层服务能力整体的提升。

3.双向沟通,定期解决存在的问题

不仅是牵头医院要定期对基层院区进行帮扶,基层院区也应主动向牵头医院反馈信息,双方协商才能更好地利用医疗资源,提高整体医疗水平。基层院区应定期做好院内问题的收集,包括帮扶的形式是否合适、内容是否适用、存在什么问题等,及时向牵头医院求助解决。

六、结语

县域医共体政策实施 2 年以来,有效整合了区域内的医疗资源,医疗费用得到了一定控制,但医共体内激励机制、区域医疗资源共享机制还有待加强,还未实现县内就诊率 90% 的目标,政策实施效果还需要进一步观察。本研究报告还存在较多不足,提出的建议在实际的操作中还有许多值得商榷和改进的地方。

参考文献

[1] 李岚兰.安徽省县乡医疗机构资源整合运行机制研究:以县域医共体为例[D].合肥:安徽医科大学,2018:16.

[2] 林伟龙.基于利益相关者分析的安徽省天长市县域医共体实践研究[D].北京:北京协和医学院,2017:30.

[3] 邹欣.医联体建设背景下医疗机构人才建设影响因素实证研究:来自惠州市的经验证据[D].广州:华南理工大学,2019:28.

[4] 提童博.福建省县域医共体运行现状及对策研究[D].福州:福建医科大学,2019:38.

[5] 张平.县域医共体建设的浙江承载[J].卫生经济研究,2018(12):3-6.

[6] 杜柯.分级诊疗背景下基层医疗人才培养对策研究:以衡阳市某医联体为例[D].衡阳:南华大学,2017.

[7] 江恬雨.县域医疗共同体模式下乡镇卫生院效率评价及影响因素研究[D].武汉:华中科技大学,2019.

[8] 刘桔铭,陈琰姝,杨一青,等.县域医共体改革对区乡医疗机构卫生服务效率的

影响评价[J].中国医院管理,2021,41(01)：11-14+18.

[9] 曹艳芳.H市县域医共体建设问题与对策[D].合肥：安徽大学,2018：43.

[10] 王蕾.协同视角下县域医疗服务一体化实践与对策研究[D].武汉：华中科技大学,2018.

[11] 郭贺,戴力辉,高晶磊,等.我国县域医疗共同体建设实效评价[J].中国医院管理,2021,41(02)：14-17+26.

[12] 应练.县域医共体全员岗位管理的实践与思考[J].卫生经济研究,2020,37(12)：67-69.

[13] 贺婧.四川省G市乡镇卫生院人才流失对策研究[D].重庆：西南政法大学,2016：33-34.

[14] 刘国英.整合型医疗卫生服务体系的县域医共体研究：以山东省A市为例[D].济南：山东大学,2020：29-30.

泸州市公共场所急救资源的
配置现状调查与研究

公共场所最大的特点是人群密集、人员流动性大,因此,公共场所是突发事件的易发地带,而公共场所作为一种公共资源,具有天生的公共属性,所以政府有义务进行急救资源的配备,以便及时应对场所内发生的突发公共卫生事件,对患者实施科学规范的紧急救护,与医疗急救体系共同形成有效的院外院内急救医疗链,满足急危重伤病员的现场急救需要,提高抢救的成功率,降低死亡率和伤残率。

一、调查对象

本调查采取多阶段分层整群抽样法在泸州市三区四县中选取 21 个公共场所作为调查对象。基线调查问卷内容包括防护、心肺复苏、止血消毒、包扎固定、应急工具、急救药品六个方面。

二、结果

(一)现行公共场所急救的相关法律规定

为提高急救医疗服务水平,各地结合本地区实际情况先后出台了一系列地方性法规,规范急救医疗行为。广州、成都、北京、杭州、上海、贵阳等地展开了法律试点工作。对急救医疗网络的准入标准、人员培训、公共场所急救资源的配置等做出了相应的规定,具体内容见表37。

表 37　地方性法规关于院前急救的规定

地方性社会急救法律	人员培训	公共场所急救资源配置	对公众的急救义务规定	对救助行为的法律保护
《广州市社会急救医疗管理条例》(2011)	√	√		
《南宁市社会急救医疗管理条例》(2009)	√			
《西安市急救医疗管理条例》(2003)	√		√	
《成都市社会急救医疗管理规定》(2011)	√	√		
《长春市社会急救医疗管理条例》(2010)	√	√		
《杭州市院前医疗急救管理条例》(2015)	√		√	√
《贵阳市社会急救医疗管理办法》(2002)	√	√	√	
《泸州市社会急救医疗管理办法》(2006)	√	√		
《北京市院前医疗急救服务条例》(2017)	√	√		√
《上海市急救医疗服务条例》(2016)	√	√	√	√
《沈阳市社会急救医疗管理办法》(2013)	√	√		

（二）泸州市公共场所急救资源基线调查

此次泸州市公共场所急救资源基线调查共对 21 处公共场所进行调查，其中商场 5 座、车站 13 个、机场 1 个、图书馆 2 家。调查发现配置最为完备的场所为云龙机场，其专门建立了机场航空救助站为乘客提供相应的急救医疗服务；此外，泸州市公交运营系统对急救资源的配置极为重视，在每辆公交车上都配备了医疗箱，箱内配置有人丹、风油精等基础药品，向乘客免费提供，保障乘客安全。具体配置情况见表 38。

表38　泸州市公共场所急救资源基线调查表

类　　　别	名　　称	频数（例）	构成比（%）	名　　称	频数（例）	构成比（%）
防护与心肺复苏包	心肺复苏按压版	1	4.7	自动体外除颤仪	1	4.7
	人工呼吸面膜	1	4.7	防护手套	4	19.0
止血消毒包（小型伤口）	碘伏棉片	1	4.7	酒精棉片	5	23.8
	生理盐水	1	4.7	镊子	1	4.7
	三种型号创可贴	1	4.7	止血带	3	14.3
	止血粉剂	3	14.3			
包扎固定包（骨折外伤、出血）	固定夹板	4	19.0	弹力网帽	4	19.0
	安全别针	2	9.5	安全剪刀	1	4.7
	纱布绷带	5	23.8	三角巾	1	4.7
	无菌纱布块	3	14.3	无菌棉垫	1	4.7
	透气胶带	1	4.7	铲式担架	3	14.3
应急工具包	应急手电筒	8	38.1	求生口哨	4	19.0
	急救毯	3	14.3	荧光棒	3	14.3
急救药品	阿司匹林	4	19.0	沙丁胺醇气雾剂	4	19.0
	硝酸甘油片	8	38.1			
其他	专/兼职急救员	1	4.7	化学冰袋	3	14.3
	电子体温计	12	57.1	电子血压计	5	23.8
	医疗废物收集袋	3	14.3	听诊器	4	19.0
	轮椅	4	19.0	一次性口罩	4	19.0

三、讨论

（一）配套政策法规尚需更新，监督管理机制不够完善

急救人员培训、公共场所急救资源配置、公众急救义务和对救助行为的法律保护是影响急救水平发展的最主要因素。虽然各地都在不断探索以制定出与本地实际情况相匹配的急救法规，使急救服务更加规范，但除了上海地区制定的法律对这四类均有规定外，其余地区各有缺失且规范不一。泸州市也于2006年出台了《泸州市社会急救医疗管理办法》（以下简称《办法》），但《办法》并没有对公共场所具体的急救资源配置、非急救专业人员开

展紧急救护等方面进行明确规定，且非专业急救人员对伤病员开展急救造成不良后果的责任界定尚无明确的法律依据。同时《办法》中对于伤病员的发现者的行为要求仅为简单呼救，并没有其参与救助方面的叙述。此外，《办法》中尚缺少一套可行的监督管理机制，对于各部门履行急救责任的监管力度不够，难以保证急救设施的配置与开展社会急救培训工作的质量和效率。

（二）急救设施配备不足，政府投入尚需跟进

工欲善其事，必先利其器，然而泸州市公共场所急救资源严重不足。在21处公共场所中，仅云龙机场配置了防护与心肺复苏包中的心肺复苏按压板、自动体外除颤仪和人工呼吸面膜。按压板和自动体外除颤仪是提高心肺复苏成功率的重要器具，能够帮助现场救护人员保持被救助者的气道开放并及时除颤，提高抢救的成功率；而人工呼吸面膜可以有效消除施救者口对口呼吸时的顾虑，增加公众的急救意愿。面对急救资源配备不足的现状，政府应采取相应措施，提高资源的配置率，从而使公众在开展现场紧急救护时能有相应的工具进行辅助。此外，本调查的另一调查结果显示，767 名被调查对象中，参加过由政府举办的培训的调查对象仅 7 名，这说明政府对公众急救培训的重视程度不高且投入严重不足。

四、建议

（一）及时更新政策法规，完善监督管理机制，开展自查，适当激励

针对《泸州市社会急救医疗管理办法》中对非专业急救人员对急危重患者实施紧急现场救护造成不良后果的责任界定无法可依的问题，建议将"紧急现场救护行为受法律保护，对患者造成伤害的，依法不承担法律责任"明确纳入《办法》，消除公众施救的顾虑，同时使责任界定有法可依，避免出现在公共场所突发急症却"无人敢救"的现象。

针对培训主体不明、责任界限不清的问题，建议将"红十字会、院前急救机构、其他医疗机构及医学院校应当积极开展急救知识普及工作，组织市民参与社会急救培训"纳入《办法》，明确主体责任，扩展急救培训的覆盖面，促

进急救知识的普及,避免出现"无人会救"的现象。

建议完善监督管理机制,自查与社会监督并举,按属地化原则,对辖区内公共场所急救资源的配置情况、急救培训的开展情况进行摸底建档,以便科学、有效、规范地监督管理,保证公共场所(机场、火车站、长途汽车站、游泳馆、风景旅游区、学校、矿山、容易发生灾害事故的企事业单位等)能配备必要的急救器械、药品和掌握急救器械使用知识与技能的工作人员,提高公众急救知识的知晓率和急救技能的掌握度;同时公开举报电话,根据投诉举报等线索,集中查办整改;并对相关责任主体进行适当的激励,如建立专项资金、纳入绩效考评等,以促进工作的开展。

(二)配置急救设施,规范放置设施位置,使公众可用、敢用、能用

急救设施的配置,对于现场急救的顺利开展具有重要作用。但急救资源的购买及维护成本却阻碍了急救资源的配备,所以建议政府一方面增加投入,提供专项资金配置急救设施,提高配置率;另一方面,将急救设施配置要求纳入公共场所建设验收标准,从而提高配置率,使公众有急救设施可用。

调查发现,调查对象对急救设施的具体使用方法并不清楚,此次调查中能正确操作自动体外除颤仪的调查对象仅占 13.6%,除去其中的特殊岗位人员,其他人群中会使用自动体外除颤仪的仅 23 人,占 2.9%;能正确使用急救药品的也仅有 33.8% 的人员;对于这种现状,除了加强急救培训、普及急救知识外,建议在配置急救器械的同时配备相应的使用步骤提示和适应症提示,使公众敢于使用急救设施。

对于公众不能第一时间找到急救设施的问题,建议规范急救设施的放置位置,如统一放置于门口、楼梯口、服务台等地或设置专门的急救设施放置点,并广泛宣传;此外,也可规范地标导引和指示标牌的设置,使公众在需要急救设施时可以明确地找到急救设施放置点并能够尽快使用。

(三)加强机构协作,优势相连,助力公共场所急救事业发展

在进行泸州市公共场所急救资源基线调查时发现,泸州云龙机场的急救设施配备最为完备,急救技术也非常先进。调查发现,云龙机场与西南医

科大学附属中医医院签订合约,成立了泸州云龙机场航空救护站。救护站设置了治疗室,配备了相应的应急医疗设备和基本急救药物,并且医院方每天派遣 5~6 名急诊科医护人员驻守救护站,为机场旅客提供医疗急救服务的同时,也为机场飞行活动中因自然灾害、飞行事故需要救助的人员提供现场救援,为来往旅客的生命保驾护航。鉴于此,建议泸州各公共场所结合自身条件,参照云龙机场航空救护站,依托于医院,同各级医疗机构进行合作,协作建立医疗救护站。这样可以发挥医疗机构的技术优势,提升公共医疗服务水平;发挥公共场所地域优势,拓宽医疗机构服务面积,第一时间对患者进行救助,共同推进公共场所急救事业的发展。

参考文献

[1] 王坤,刘兰秋,王亚东.试论公众现场急救[J].首都医科大学学报(社科版),2008(3):187-188.

[2] 李铭.急救医学发展概况回顾与展望[J].医学文选,2001,20(3):382-384.

[3] 周雅玲.错误急救可能要命[J].甘肃日报,2013,(1):13-15.

[4] 史晓伟,张新定.国内外现场急救知识与技能普及的现状[J].现代预防医学,2015,42(16):2961-2963.

[5] 冯铁男.社区卫生人员现场急救认知现状调查[J].医学与社会,2015,(12):52-53.

[6] 王晓娟,付沫,赵世莉,等.我国公众急救知识普及培训现状[J].护理学杂志,2007,(17):78-80.

[7] 殷欣.冠心病患者家属心肺复苏知识技能的现状调查与对策研究[D].长春:吉林大学,2010.

[8] 邓丽珊.公共场所从业人员痢疾检验意义分析[J].中国实用医药,2014,9(20):253-254.

[9] 刘丽华,刘益,喻明成,等.震后基层医院护理人员培训需求调查与分析[J].中国卫生质量管理,2011,18(06):60-62.

[10] 李玉娟,刘兰秋,关丽征,等.公共场所从业人员急救义务责任的探讨[J].中国全科医学,2009,12(14):1312-1314.

[11] 陈国芬.社区高血压居民对健康教育的需求及对疾病认知的分析[J].大家健康(学术版),2014,8(20):30.

[12] 李云.江西省国家级贫困县农村初中学校体育现状及对策研究：以上饶县为列[D].南昌：江西师范大学,2014.

[13] 张丽兰,杨发莲,万凤山,等.大理市公共场所从业人员卫生知识、态度和行为调查[J].中国初级卫生保健,2001,15(12)：54-55.

[14] 朱淑凤,魏知行,郭林.乐山地区普遍人群急救知识培训调查与分析[J].科教导刊(上旬刊),2016(22)：191-192.

[15] 艾羡,冯清秀,黄丽梅,等.我国城市居民急救知识普及的趋势与对策[J].社区医学杂志,2012,10(02)：60-61.

[16] 李红霞.黄石市公众现场急救知识与技能调查[J].医学与社会,2011,24(02)：66-68.

[17] 杨晶.铁路运输企业对旅客人身损害赔偿责任研究[D].南昌：南昌大学,2006.

[18] 高解春.沪版"好人法"的思考与建议[J].上海人大月刊,2016(05)：11.

[19] 郝志梅,田炜.日本急救医疗服务体制的现状及问题[J].中国卫生事业管理,2009,26(2)：139-140.

——原载于《行政事业资产与财务》,2021(08)；

作者：孙雪,蒲凡,王琼。

基于大数据的医保支付方式改革研究

医疗保险支付方式改革是新医改的核心内容之一,2020 年,《中共中央　国务院关于深化医疗保障制度改革的意见》(以下简称《意见》)提出要大力推进大数据应用,推行以按病种付费为主的多元复合式医保支付方式。[1]为保证以疾病诊断相关分组(Diagnosis Related Groups,DRG)付费为代表的按病种付费政策平稳落地,国家医疗保障局基于地区间的医疗资源差异和医疗机构间的服务能力差异,于 2020 年 7 月推出了基于大数据的按病种分值(Big Data Diagnosis-Intervention Packet,DIP)付费。DIP 付费是一次适应我国国情的医保支付制度创新,在此之前,广州市已进行了 DIP 付费实践,取得显著成效。但基于大数据的医保支付方式探索缺少系统的理论研究,本文将从大数据的含义及应用现状入手,探讨 DIP 付费在我国医保支付方式改革中的优势。

一、大数据含义及应用基础

大数据技术是近几年随着计算机和互联网技术发展起来的一门新兴技术,并逐渐应用于人类所有的发展领域。在通俗认知内,大数据指数量、种类和结构庞大复杂的超大容量数据,通过对大量数据进行整合、共享、交换、分析,能够发掘丰富的智力资源,帮助决策者形成科学高效的决策能力。作为新一轮技术革命的"支点",大数据自提出至今得到学术界和产业界的广泛关注,但尚未形成统一的定义,目前大数据的定义呈现多层次、多角度的特点。

IT 咨询公司高德纳(Gartner)从数据特性的角度提出大数据是种类更多、数量更大、速度更快的数据。[2]李国杰等人认为大数据是难以在合理时间内用传统信息技术和工具抓取处理的浩大数据集合。[3]美国国家科学基金会(National Science Foundation,NSF)认为大数据是大规模、多元化的长期分布式数据集,并从数据来源角度指出其来自互联网、传感设备、科学仪器等多种数据源。[4]舍恩伯格(Schönberger)等人从数据价值角度提出大数据是一种信息资产,可以使社会以新颖的方式驾驭信息。[5]

基于国内外学者及企业对大数据定义进行的大量探索,不难发现各类大数据定义具有以下特点:① 由于大数据最早产生于企业,所以很多定义来自企业应用层面而非严谨的学术论证;② 各类定义对大数据的认识层次差异较大,定义以描述大数据现状居多;③ 各类定义对大数据的认识角度差异较大,定义间的互换性不高。

大数据背后的主要思想是对事物了解得越多,就能获得越多的洞察力,就越容易做出决策或找到解决方案。大数据分析工具可以洞悉使用者诉求,准确预测结果,从而使企业或组织可以改进其产品和服务,做出更好的决策,同时优化其运营效率并降低风险。由此,大数据技术已逐渐从信息科学技术向管理手段过渡,已经在教育、经济、公共管理、政府治理等领域推广应用。杨现民等人对大数据在教育领域的应用模式进行了研究,提示在加强数据收集方面,应用大数据技术能够起到快速有效的作用。[6]牛正光等人研究了大数据的基本社会特性,提示大数据的基本特性使其可以对治理现代化起到支撑作用。[7]诸如此类大数据在各领域的应用研究为大数据技术引入医学卫生领域奠定了良好的基础。

二、健康医疗大数据应用

医疗及生命健康相关活动中产生的数据集合统称为健康医疗大数据,健康医疗大数据应用已成为全球发展的重要共识。我国提出,科学应用大数据是健康中国的有力支撑,对于满足健康需求、促进国民健康、发掘医疗资源、控制医疗成本、提升医疗质量、提高医疗服务效率有重要意义,有利于推动我国医疗健康模式的革命性变化,同时对社会、经济等各方面有重大影响。[8]本文将健康医疗大数据的应用发展根据其服务对象总结为患者、医生、医院、医学、医保、医政 6 个方面。

大数据在服务患者方面的作用主要体现在健康监测方面,集中于 5 个方面:① 健康数据收集;② 健康信息管理;③ 健康状态评估;④ 健康危险因素预测;⑤ 优化诊疗流程。[9]通过智能穿戴设备对使用者的健康行为进行监测,将收集到的信息在移动设备上进行集成整合,记录个人日常体征、历史诊疗信息、体检信息,并挖掘历史数据,对健康影响因素进行分析,提供更有前瞻性的危险因素干预,可以为使用者提供全生命周期的个性化健康管理服务。对于病症较轻的常见病,患者可通过网上咨询医生获得初步诊断及后续就医建议。

大数据在服务医生方面的作用主要体现在临床辅助决策方面,包括疾病诊断、用药分析、制定治疗方案等。大数据技术可以包含基因组、病历、检验检查结果、电子处方等临床数据,并整合规范化临床路径、新兴的临床研究等,医生基于对患者信息的全面掌握,以大数据技术为辅助手段,能够查找致病因素、疾病机理,实现精准化医疗。[9]

大数据在服务医院方面的作用主要体现在医疗信息系统建设方面。以大数据技术为支撑建立医院信息系统,对医院原始业务数据进行实时监测,挖掘历史数据,建立医院综合监管服务信息系统,能够推进实现医院精细化管理目标。

大数据在服务医学方面的作用主要体现在医疗科学研究方面。例如大型通用生物医学数据库、个人基因组、个性化医疗等,对提高医疗诊断水平起到了重要推进作用。[10]在医药研发方面,采用大数据技术对药品全生命周期的各类数据集群进行关联分析,可以从全局系统地辨识药品质量相关信息,把控药品全生产过程的质量。[11]

大数据在服务医保方面的作用主要体现在医疗保障监管方面。一方面,医保部门以大数据技术为依托建立了覆盖定点医药机构的医保信息系统及医保智能监控系统，通过全流程监控，挖掘出医保理赔费用风险问题，提高医保欺诈行为识别效率和精度，对维护医保资金运行秩序提供技术和决策支持。[12]另一方面，通过互联互通和数据共享，大数据能够实现异地就医报销智能化审核，提高医保结算效率。

大数据在服务医政方面的作用主要体现在卫生综合管理方面，主要是对医疗技术评价、医院风险管理、绩效管理等起到数据支撑作用。[13]医政管理部门通过运用健康医疗大数据资源和信息技术手段，对医疗机构运行情况进行监测，开展医院绩效评价；通过对重要政策指标（如分级诊疗、基本药物等）开展大数据挖掘统计，推进医药卫生体制纵深改革。

三、大数据背景下医保支付方式的发展

按病种分值付费是以疾病诊断来确定疾病病种分值，医保经办机构按照累计分值与区域费率向医疗机构结算费用的支付方式。[14]按病种分值付费实行的是区域总额预算管理，不直接向医院下达总额预算指标，在一定程度上可以激励医院提供服务，避免医院推诿病人。[15]

基于大数据的按病种分值付费是医保管理质的飞跃。广州市政策落地一年，样本医院指标及医保清算结果分析显示，按病种分值付费在很大程度上平衡了医、保、患以及卫生行政部门间的多方利益关系，提高了医疗服务的公平性和公益性。[16]

（一）DIP 与 DRG 的区别

DIP 付费和 DRG 付费都属于按病种付费的范畴，具有相同的数据基础，但在数据处理方法上，以及支付金额确定程序上存在很大不同。在分组标准上，DIP 依据数据中的疾病诊断与治疗方式进行穷举和聚类，快速形成分组。DRG 则首先按照疾病诊断将病例分入主诊断组，再根据治疗方式进行细分，然后依据个体差异，经临床专家拟定、反复论证进行聚类，将病例分入 DRGs 组。DIP 相比 DRG 分组更加细化，同一个 DRG 组的病例，主诊断相同，按照不同操作可分成不同的 DIP 小组。在付费标准上，DIP 的每一组付费标准是每组中的平均值，不同于 DRG 付费完全消除了组内费用的差

异,DIP 付费保留了组内差异。

（二）DIP 付费的优势

从医院的角度来看,DIP 可以动态结合新产生的数据自动更新,为分组实时更新创造了条件。而 DRG 的成本核算过程较为繁琐,定价具有很强的滞后性,需要人工干预进行评审调整。由于 DIP 比 DRG 的分组更加细化,所以 DIP 疾病组内差异度大大减小,DIP 付费对医院的现实情况予以承认,相对于 DRG 付费的单一价格而言,各组费用间的差异得到一定的保留,加大了昂贵高新技术及时应用的可能性。

从医保的角度来看,DIP 可以基于当地历史数据生成分组及病种支付标准,便于在各地区推广实施,尤其是落后地区。DIP 利用大数据的优势,可以充分运用病种数据,加强数据收集。医保机构通过分析从医院采集到的真实大数据集,能够辨识出医院临床治疗和费用支出的相关性,客观科学地评价医院的费用与质量管理水平,在更大程度上保障医保基金的安全性与可持续运行能力。DIP 相比 DRG 覆盖的病种更全,病案入组率更高,人工干预更少,大数据在 DIP 上起着支配性作用,所以需要更高质量的病案首页,有利于提高病案管理质量,由此,DIP 又可以反过来提升医院管理的信息化治理水平,加强医院数据收集的工作,为支付方式的深入改革创造了有利的条件。

基于大数据探索的 DIP 付费,在分组方法、实施路径、医药付费等方面都有很大的创新。其作为具有中国特色的病种组合方式,不仅符合我国国情,而且能够客观反映临床现实,同时也适用于医保治理等诸多领域。但 DIP 存在与 DRG 付费相似的负面效应,如编码高靠、推诿病人、服务转移等,只不过在大数据背景下,DIP 可以进行更加有效的监管,医保部门可以建立大数据分析平台或升级医疗信息化平台,打通信息闭环,加强医保信息收集的完全性,为推行 DRG 付费奠定基础。

（三）医院应用 DIP 付费改革的发展要点

医保支付对于医院而言兼具成本补偿、风险分摊与经济激励三大功能,涉及医疗服务供需双方的直接利益。[17]医保支付方式改革不仅是新一轮医疗保障制度改革的重中之重,更是撬动三医联动改革的关键所在。[18]对于大型公立医院而言,DIP 付费改革将带来众多挑战与机遇。

在以医保控费为主要目标的按病种付费改革形势下,医院的成本控制将面临更大的挑战。其中,推进临床流程优化是控制成本的重要环节之一,DIP 付费需要临床路径的支持。医院在控制成本的同时,也要坚持质量优先,推行临床路径管理,提供价值医疗,采取预防医院感染的措施,降低院内感染并发症带来的额外成本。大数据时代,大型医院更应该注重声誉建设,形成良好的品牌效应,以吸引更多的患者。

学科建设是医院能力建设的核心部分,医疗机构的综合能力、社会认同度和专科声誉度都有赖于医院学科的建设能力。分值付费中的分值是对医院医疗行为的价值、数量和质量的综合评价,只有具有强大公信力及以收治疑难重症病例为主的医疗机构,才能获得高分值和大量患者。DIP 或DRG,不仅仅是一种控费手段,也可以作为一种管理手段,大数据能够对医院的精细化管理起到很大的推动作用。在这种新的支付模式下,医院规模效应、学科建设效应会凸显。医院要注重学科建设,坚定不移地推进创新,有效拓展自身服务能力的覆盖面,打通院前院后服务的瓶颈,在强化优势学科的基础上,开展多点多层次医疗服务的重新布局。

参考文献

[1] 中共中央,国务院.关于深化医疗保障制度改革的意见[EB/OL].[07.27].
http://www.gov.cn/zhengce/2020 - 03/05/content_5487407.htm.

[2] GANTZ J, REINSEL D. 2011 Digital Universe Study:Extracting Value from Chaos [M]. IDC Go-to-Market Services,2011.

[3] 李国杰,程学旗.大数据研究:未来科技及经济社会发展的重大战略领域——大数据的研究现状与科学思考[J].中国科学院院刊,2012,27(06):647 - 657.

[4] HILBERT M, LOPEZ P. The world's technological capacity to store, communicate, and compute information [J]. SCIENCE, 2011,332(6025): 60 - 65.

［5］VIKTOR M，KENNETH C. Big Data：A Revolution That Will Transform How We Live，Work，and Think［M］. Boston：Houghton Mifflin Harcourt，2013.

［6］杨现民，王榴卉，唐斯斯.教育大数据的应用模式与政策建议［J］.电化教育研究，2015，36(09)：54－61.

［7］牛正光，奉公.应用大数据推动政府治理现代化的SWOT分析［J］.电子政务，2016(01)：96－102.

［8］李克强：确定发展和规范健康医疗大数据应用的措施［J］.信息技术与信息化，2016(06)：9.

［9］金兴，王咏红.健康医疗大数据的应用与发展［J］.中国卫生信息管理杂志，2016，13(02)：187－190.

［10］宁康，陈挺.生物医学大数据的现状与展望［J］.科学通报，2015，60(Z1)：534－546.

［11］李振皓，钱忠直，程翼宇.基于大数据科技的中药质量控制技术创新战略［J］.中国中药杂志，2015，40(17)：3374－3378.

［12］孟群，毕丹，张一鸣，等.健康医疗大数据的发展现状与应用模式研究［J］.中国卫生信息管理杂志，2016，13(06)：547－552.

［13］窦伟洁，宋燕，宋奎勐，等.大数据在现代医院管理中的应用及SWOT分析［J］.卫生软科学，2019，33(02)：55－58.

［14］徐伟，郝梅，杜珍珍.总额控制下按病种分值付费的实践与思考［J］.中国药房，2016，27(06)：721－723.

［15］陈曼莉，赵斌，杨希.按病种分值付费的技术要点分析［J］.中国卫生经济，2019，38(04)：27－31.

［16］谢岱仪，杨敏，李超.按病种分值付费实施效果与对策探讨［J］.中国社会保障，2020(05)：86－87.

［17］胡广宇，刘婕，付婷辉，等.我国按疾病诊断相关分组预付费改革进展及建议［J］.中国卫生政策研究，2017，10(09)：32－38.

［18］江鸿，梅文华，夏苏建.医保支付制度改革对医院管理的影响与对策研究［J］.中国社会医学杂志，2014，31(01)：6－8.

2009—2019 年国家药品不良反应监测结果分析

药品不良反应（Adverse Drug Reaction，ADR）是指合格药品在正常用法用量下出现的与用药目的无关的有害反应。[1]药品不良反应对患者负担、医疗行为和药品研发具有重大影响，世界卫生组织在国家药物政策指南中，明确药品质量安全以及合理用药是国家药品政策评价的重点维度，是药品监测系统建立的首要任务。国际上医疗能力体系建设较为完备的发达国家，都较早建立了层级分明的多级监管网络，如日本立法确立的制药企业报告制度、英国采用的 ADR 绿卡制度等。[2-3]我国于 1989 年建立了国家药品不良反应监测中心，其发展成覆盖全国的监测网络，注册用户可通过全流程在线系统实时上报不良反应信息，[4]监测数据有利于节约患者治疗支出，提高用药安全性。2020 年 4 月，《国家药品不良反应监测年度报告（2019 年）》发布，本研究全面梳理了 2009—2019 年报告中的数据，对我国监测建制的重点政策节点、重点风险药品、重点上报机构和上报职业进行分析，对近年来我国药品不良反应的报告数量及构成情况进行数据整理，对不良反应主动上报和责任机制、合理用药行为优化提出针对性建议。

一、资料与方法

收集国家药品监督管理局官网发布的 2009 年至 2019 年共计 11 份《国

家药品不良反应监测年度报告》中的数据,提取的统计信息包括全国药品不良反应报告数量和每万人口平均报告数、上报人职业及其所属机构、报告药品类别等。使用 Trifacta 软件对报告中的数据进行整合分析,使用 Excel 2019 软件作图。

二、结果

(一)报告总体情况

2009 年至 2019 年,全国药品不良反应报告数量呈现持续增长的趋势,由 638 996 份增长至 1 514 000 份,年均增长率为 9.0%。其中,2009 年至 2013 年报告总量相对较小,增长幅度较为明显,年均增长率为 19.8%,随后几年增长率逐渐下降至 2.4%,具体情况见图 1。作为衡量监测工作水平的重要指标之一,2013—2019 年全国每百万人口平均报告数也呈上升趋势,从 983 份增至 1 130 份,年均增长率为 2.3%,具体情况见图 1。

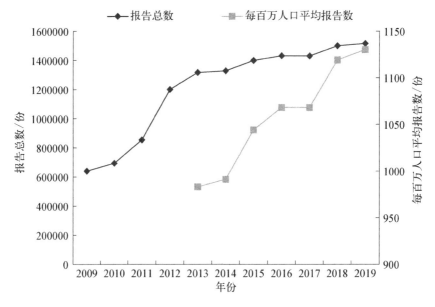

图 1　全国药品不良反应报告数和每百万人口平均报告数

新的药品不良反应,是指未载明的,或与已知性质、后果、程度等不一致的情况。[1]严重药品不良反应,是指危及生命、致死或致其他功能显著或永久性损伤的情况。[1]2010—2019 年新的和严重不良反应报告数量呈上升趋势,从 2010 年的 109 991 份增至 2019 年的 477 000 份,年均增长率为 17.7%,具体情况见图 2。新的和严重不良反应报告占同年报告总数的比例也有所上升,年均增长率为 7.9%。

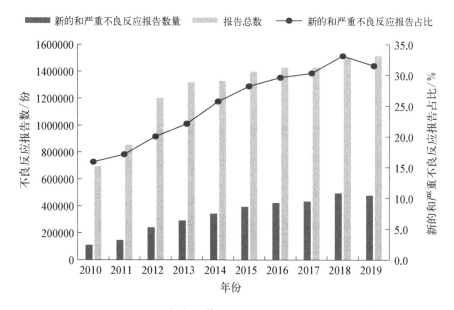

图 2　2010—2019 年全国药品新的和严重不良反应报告情况

衡量监测工作覆盖程度及不同地区间均衡发展程度的重要指标是县级报告比例,2013—2019 年全国药品不良反应县级报告比例先持续增长后稍有下降,总体呈上升趋势,由 2013 年的 93.8% 增长至 2019 年的 97.4%,年均增长率为 0.6%,具体情况见图 3。

(二)药品不良反应报告来源

药品不良反应监测网络注册用户可以通过监测网络实时上报相关信息,从 2019 年药品不良反应报告来源构成来看,医疗机构占比最高(88.1%),药品生产和经营企业次之(11.8%),个人及其他上报来源占比最低(0.1%)。2009 年至 2019 年报告来源占比排序未发生改变,医疗机构报告来源占比较为稳定,保持主导地位,总体小幅上升,年均增长率为 0.4%。药品生产和经营企业占比在 2009—2012 年逐年上升,2012 年后总体下降,

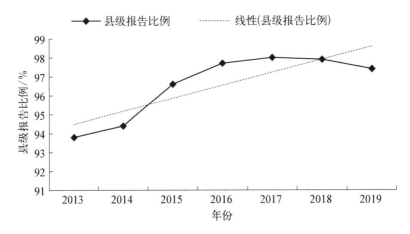

图3   全国药品不良反应县级报告比例

年均增长率为−0.4%。个人及其他报告占比不断下降,到 2019 年仅占
0.1%。具体情况见表 39。

表39   2009—2019 年全国药品不良反应报告来源情况

年　份	报告来源(%)		
	医疗机构	药品生产和经营企业	个人及其他
2009	84.6	12.3	3.1
2010	84.7	12.7	2.5
2011	83.1	13.7	3.2
2012	74.8	24.4	0.8
2013	78.4	21.0	0.6
2014	82.2	17.4	0.4
2015	82.2	17.4	0.4
2016	85.6	14.2	0.2
2017	88.0	11.7	0.3
2018	86.8	13.1	0.1
2019	88.1	11.8	0.1
年均增长率(%)	0.4	−0.4	−29.1

从报告人职业构成来看,2019 年全国药品不良反应报告人中医生占比
最高,为 56.6%,其他职业的报告最少,仅占 5.8%。2010 年至 2019 年报告
人职业构成未发生明显改变,医生占比保持主导地位并有小幅上升,年均增

长率为 1.7%;其余报告人职业构成中,药师占比稍有上升,年均增长率为
0.8%;护士占比上升最多,年均增长率为 2.6%;其他职业占比下降十分明
显。具体情况见表 40。

表 40   2010—2019 年全国药品不良反应报告人职业情况

年　份	报告人职业(%)			
	医　生	药　师	护　士	其　他
2010	48.5	20.8	12.1	18.6
2011	—	—	—	—
2012	—	—	—	—
2013	—	—	—	—
2014	53.8	27.3	14.0	4.9
2015	53.0	27.6	14.6	4.8
2016	55.5	25.3	15.1	4.1
2017	56.8	23.7	15.6	3.9
2018	55.2	23.0	15.3	6.5
2019	56.6	22.3	15.3	5.8
年均增长率(%)	1.7	0.8	2.6	−12.1

注:[—]为数据缺失。

(三)药品不良反应涉及药品情况

从 2019 年引发不良反应的药品类别来看,化学药品引发不良反应最
多,占比 84.9%,生物制品引发不良反应最少,占比 1.6%。2009 年至 2019
年不良反应涉及药品类别构成未发生明显改变,化学药品占比保持主导地
位但有小幅下降;其余药品类别中,中药占比有所下降,年均增长率为
−0.5%;生物制品占比总体上升,年均增长率为 4.8%。具体情况见表 41。

化学药品中抗感染药不良反应/事件报告数量较多,是重点监测对象。
2012—2019 年抗感染药不良反应/事件报告总数呈上升趋势,年均增长率为
1.1%,2012 年为 480 000 份,到 2019 年已增至 519 000 份,具体情况见图 4。
抗感染药不良反应/事件报告占同年报告总数的比例持续下降,年均增长率为
−2.2%。

表 41 2009—2019 年全国药品不良反应涉及药品情况

年　份	药品类别(%)		
	化学药品	中　药	生物制品
2009	85.7	13.3	1.0
2010	85.1	13.8	1.1
2011	—	—	—
2012	81.6	17.1	1.3
2013	81.3	17.3	1.4
2014	81.2	17.3	1.5
2015	81.2	17.3	1.5
2016	81.5	16.9	1.6
2017	82.8	16.1	1.1
2018	83.9	14.6	1.5
2019	84.9	13.5	1.6
年均增长率(%)	—0.1	—0.5	4.8

注: [—]为数据缺失。

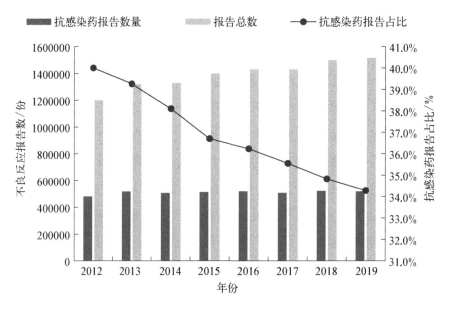

图 4 2012—2019 年全国抗感染药不良反应/事件报告情况

三、讨论

（一）全国药品不良反应报告总数呈上升趋势

报告分析显示,2009—2019 年全国药品不良反应年报告总数和每百万人口平均报告数均有所上升。一方面医疗卫生机构诊疗人数不断增长,另一方面 2011 年出台的《关于加强药品不良反应监测体系建设的指导意见》《药品不良反应报告和监测管理办法》推动了监测信息化建设,各级不良反应监测机构数据收集能力提升,使得 2012 年全国不良反应报告数量增长率大幅度上升,出现增长小高峰。2015 年,随着《药品医疗器械飞行检查办法》《药品不良反应报告和监测检查指南(试行)》等专门政策的出台及落实,报告管理更加规范化,报告质量要求也变得更为严格,不良反应报告增长速度开始下降,总量基本趋于稳定。新的和严重不良反应占比持续增加且增长快于报告总量,这说明我国药品不良反应报告质量不断提高且契合医药卫生情况整体变化,根据我国流行病疾病谱和医药产业环境的变化,老药临床表现更为丰富,新药产生的临床表现基数增加。

（二）医疗机构和医生上报积极性最高

研究结果显示,2009—2019 年,全国药品不良反应监测系统注册用户数量整体提升,但是不同类型的相关机构在药品不良反应上报中的表现各不相同。医疗机构作为临床用药的主要场所,最容易发现药品的不良反应。受政策法规的监督和约束,医疗机构上报主观能动性较高。而依据中国医药行业发展数据,2018 年全国药品原料和制剂生产企业有 4 441 家,经营许可证持证企业多达 50 多万家,[5]药品企业数量与不良反应报告数量不相适应。与发达国家相比,药品企业参与不良反应上报的主动性和积极性较低,[6-7]尤其是生产企业的上报数量较少。究其原因,可能是生产企业对上报不良反应的认识较局限,仅考虑到了上报不良反应对企业声誉可能产生的影响,而没有意识到上报不良反应不仅是对公众用药安全负责,也会促进行业整体的良性发展。

相关执业人员中,医生已经越来越多地主动或因责任机制驱动参与到

ADR 监测和上报过程中,但药师和护士的参与仍然有限,原因可能包括:
① 对正确识别临床事件存在困难;② 缺乏将临床事件归因于药物的敏感
性;③ 上报流程障碍等。我国传统医院药师药学专业水平参差不齐,近 10
余年,药师在我国医药卫生体制改革中的作用逐渐凸显,不断强化及纳入我
国卫生治理的资源优化内容中,2006 年我国开始在医院科室施行临床药师
制度,倡导药师积极参与药品治疗及药品监管过程,随后将药品不良反应报
告纳入临床药师工作职责,2016 年《药事管理与法规》中列明药品经营与使
用管理中医疗机构、药品经营企业专职及兼职人员的记录与上报责任,《中
华人民共和国药师法》同样在国务院最新立法工作计划中处于重要地位。

（三）药品不良反应来源以化学药品为主

化学药品是医药产业的主体,在临床治疗过程中对于维护患者健康起
到了重要的作用。2017 年我国批准上市的化学药品共计 369 种,占同期上
市药品的 94%,化学药品总产值为 1.3 万亿左右,占医药行业总营收的
43.7%。化学药品不良反应报告数量增长,一方面与化学药品的巨大使用量
相关,另一方面也显示药品不良反应监测系统预警功能增强,对化学药品的
信息掌握更全面。

四、启示与建议

（一）优化上报质量效率

随着医疗行业的发展、诊疗人数的增长以及统计监测体系的完善,国家
药品不良反应监测报告数量有所增长。报告数量的增长不代表药品安全性
降低,而显示出我国药品管理加强。优质的药品不良反应报告有助于改进
系统流程,建立预警系统,及时发现和控制不良反应风险。现阶段我国药品
不良反应信息收集以监测系统注册用户自主上报的形式为主,漏报、不报等
现象确实存在,在自主上报的过程中也可能出现填写不规范或信息不完善
的情况。故需要从上报的各环节、机构和执业人员入手,建立专业化监测能
力培训制度。同时,采用相应的监测技术手段,不给相关机构开展药品不良
反应监测造成额外的人力负担。2019 年,《国家药品监督管理局关于加快

推进药品智慧监管的行动计划》提出构建监管"大系统、大平台、大数据",实现监管工作与云计算、大数据、"互联网＋"等信息技术的融合发展。[8] 这需要在实践中不断改进不良反应监测系统,扩展监测技术手段,强化智慧监管。[9]

（二）强化企业主体责任

长期以来,我国在药品的管理方面更注重上市前管理,这导致药品上市后生产企业和经营企业未尽到不良反应监测上报等法律职责。2018 年,《关于药品上市许可持有人直接报告不良反应事宜的公告》明确规定药品上市许可持有人具有进行不良反应监测并建立完善监测体系的义务。[10] 因此,更需要制定明确的奖惩政策,鼓励药品生产企业和经营企业严加自律、严格地上报。在经营企业管理方面,政府可制定相应的激励制度,如将不良反应监测报告与企业的信誉等级评定相结合,对积极报告的企业予以信誉等级综合评定加分,加大对信誉度低的企业的日常监管力度,根据情况否决一些相应资格申请或投标。以此用奖罚结合的形式鼓励企业参与到不良反应监测中,实现政府、公众与企业三方共赢。

（三）形成监测系统合力

药师在不良反应监测与报告中的作用尚未完全激发,国内有部分医疗机构研究论证了临床药师干预对于本院或样本区域不良反应数量改变的影响,[11-13] 结果表明,实施临床药师干预对改善医院药品不良反应监测工作具有较高的价值。自国家药品不良反应监测工作开展以来,监测网络覆盖面不断扩大,下一阶段的工作重点是从药品流通使用的其他环节入手,重视培养药师、护士、患者等药品治疗方案执行者和接受者的监测能力,鼓励基层医疗机构执业人员参与,通过激励机制逐步构建一个良性的上报氛围,[14] 由上至下形成由医到药、护的监测合力。

（四）关注抗感染药用药安全

抗感染药是临床应用最广泛的药物之一,其滥用倾向引起关注,因此需要加强对抗感染药的监测,指导临床合理用药。政策层面,国家多部门联合制定了《遏制细菌耐药国家行动计划（2016—2020 年）》,从研发、供应、监测、人员培训、宣传交流等方面提出了抗菌药物管理措施。报告显示,抗感染药管理已初见成效,占药品不良反应总体报告的比例持续下降。但其报告数量仍然很多,仍须继续关注抗感染药的用药安全。建议进一步规范医院抗感染药物分级管理制度,并将抗菌药物使用强度等相关指标纳入医院内部和医院间监督管理与绩效考评,使其与个人、医院收入挂钩,进而提高抗感染药用药安全。

参考文献

[1] 中华人民共和国卫生部.药品不良反应报告和监测管理办法:中华人民共和国卫生部令第 81 号[EB/OL].(2011 – 05 – 24)[2019 – 12 – 07]. http://www. gov.cn/gongbao/content/2011/content_2004739.htm.

[2] 胡歆雅,梁玉清,曾亚莉,等.中美药物警戒制度的比较研究[J].中国合理用药探索,2020,17(02): 21 – 25.

[3] 周围,刘艾林,杜冠华.中国与英国药品不良反应监测制度的对比研究[J].中国药物评价,2015,32(06): 376 – 380.

[4] 国家药品监督管理局.关于发布国家药品不良反应监测年度报告(2017 年)的公告[EB/OL].(2018 – 04 – 13)[2019 – 12 – 20]. http://www.nmpa.gov.cn/WS04/CL2050/227761.html.

[5] 国家药品监督管理局.2018 年度药品监管统计年报[EB/OL]. (2019 – 05 – 09)[2020 – 04 – 21].http://www.nmpa.gov.cn/WS04/CL2151/337665.html.

[6] 姚瑜嫔,陈永法,邵蓉.我国制药企业药品不良反应报告偏低的原因分析[J].上海医药,2009,30(5): 225 – 227.

[7] 黄登笑,黄淇敏,李晓斌,等.药品不良反应中筹资模式与责任分担模式的研究[J].上海交通大学学报(医学版),2014,34(06): 898 – 901+908.

[8] 国家药品监督管理局.国家药监局关于印发《国家药品监督管理局关于加快推进药品智慧监管的行动计划》的通知[EB/OL].(2019 – 05 – 24)[2020 – 04 – 23]. http://www.nmpa.gov.cn/WS04/CL2199/337981.html.

[9] 周丽金,尚如霞,詹长春.社会共治视阈下药品安全监管体系优化研究[J].卫生经济研究,2019,36(06): 54 – 57.

[10] 国家药品监督管理局.关于药品上市许可持有人直接报告不良反应事宜的公告[EB/OL].(2018 – 09 – 30)[2019 – 01 – 07]. http://www. nmpa.gov.cn/

WS04/CL2138/331214.html.

[11] 童莹慧,丁海樱,陈凌亚,等.临床药师干预作用对医院药品不良反应监测与上报的影响[J].药物流行病学杂志,2018,27(04):233-235+248.

[12] 张惠仙.临床药师在药品不良反应监测中的重要作用[J].全科口腔医学电子杂志,2020,7(03):109+117.

[13] 王辰潇.临床药师干预对药品不良反应监测的影响[J].中国民康医学,2019,31(24):37-39.

[14] 伍红艳,徐扬,冉雪蓉,等.影响医务人员主动上报医疗不良事件因素的因子分析[J].中国卫生事业管理,2018,35(07):496-498+520.

第三篇

新时代卫生健康事业人力资源发展热点问题

四川省五家县级中医院编内与编外医生职业评价满意度对比研究

公立医院现行的编制管理制度是计划经济时代遗留的产物,虽然国家近几年在推行"去编制化",但是取消编制的政策在全国实行得并不彻底。表面上,薪酬制度方面的矛盾有所缓解,而现实中,由于多种因素的影响,编制的取消尚不能完全实现,编内与编外人员在薪酬待遇、职业晋升、职业培训等方面都有较大差距,这种不公平的管理模式,导致编外人员对工作的满意率低、离职率高等问题。而分布在医院各个行政与技术岗位上的编外人员,已经成为医疗工作中的重要人力资源,其职业评价满意度会直接影响整个医院的服务质量、效率及工作团队的稳定性。[1]本文以四川省五个县级市的中医院为例,通过职业评价满意度调查表来对比分析县级中医院编内与编外医生的职业评价现状与区别,为制定县级中医院编外医生薪酬管理策略提供依据,以此提高编外人员的工作积极性,期望为进一步推进县级公立医院人事管理改革提供一定的借鉴,促进医疗事业稳定发展。

一、资料与方法

(一) 调查对象

本次调查以四川省5家县级市中医院(仪陇县中医医院、米易县中医医院、合江县中医医院、新都区中医医院以及温江区中医医院)为背景,采用整群抽样方法进行调查,每个医院抽取 80 名医生(编内与编外各 40 人),共

400 人为调查对象,获得有效问卷 364 份(有效回收率为 91.0%)。调查时间：2015 年 1 月至 4 月。

（二）调查工具

在明尼苏达满意度量表(Minnesota Satisfaction Questionnaire,MSQ)的基础上结合实际情况制成调查问卷。问卷的第一部分是一般人口学基础信息表,包括性别、年龄、学历、职称等;第二部分是职业评价满意度量表,包括工作本身(6 个条目)、工作环境(4 个条目)、薪酬与考核(4 个条目)、职业发展(6 个条目)和人际关系(6 个条目)五大维度,共 26 个条目。采用李克特量表(Likert scale)计分法共设置 5 个分段：5 分为很满意或很同意;4 分为比较满意或比较同意;3 分为一般满意或一般同意;2 分为比较不满意或比较不同意;1 分为很不满意或很不同意。[2]分数越高表示满意度越高,五个维度的各条目满意度求和即得到各维度的满意度总分。

（三）统计学方法

数据用 Excel 表格录入,采用 SPSS17.0 软件进行统计学分析。正态性检验结果显示,调查对象的薪酬总满意度、工作本身总满意度、职业发展总满意度、人际关系总满意度、工作环境总满意度以及各条目满意度分数均呈正态分布,因此满意度评分用 $\bar{x} \pm s$ 表示,编内编外各条目满意度比较均采用两个独立样本 t 检验。检验水准为 0.05。

二、结果

（一）基本情况

调查对象共 364 人,其中女性 156 人(42.9%),男性 208 人(57.1%)。年龄：≤25 岁 20 人(5.5%),26～35 岁 208 人(57.1%),36～45 岁 76 人(20.9%),≥46 岁 60 人(16.5%)。学历层次：本科共 232 人(63.7%),研究生及以上 35 人(9.6%),专科及以下 97 人(26.7%)。职称：医师 205 人(56.3%),主治医师 143 人(39.3%),主任医师 16 人(4.4%)。编内人员共 176 人(48.4%),编外人员共 188 人(51.6%)。

（二）不同编制医生的薪酬与考核制度总满意度及各条目满意度比较

不同编制医生的薪酬与考核满意度总分的差异具有统计学意义（$P<$ 0.05），且编内医生满意度总分高于编外医生。对薪酬与考核制度的 4 个条目进行分析后发现，编内医生与编外医生在医院绩效考核制度、医院休假制度和科室奖惩分明程度上的差异均有统计学意义（$P<0.05$），但对目前收入满意度的差异无统计学意义（$P>0.05$）。具体数据见表 42。

表 42　不同编制医生的薪酬与考核制度总满意度及各条目满意度对比表

条　　　目	$\bar{x}\pm s$		t	P
	编 内 医 生	编 外 医 生		
医院绩效考核制度	3.214 3±1.251 3	2.519 5±1.058 9	1.960	0.019
目前收入	2.357 1±1.277 4	2.116 9±1.025 6	0.776	0.440
医院休假制度	2.928 6±1.384 7	2.142 9±1.108 7	2.345	0.021
科室奖惩分明程度	3.428 6±1.504 5	2.623 4±1.039 2	2.476	0.015
总满意度	11.928 6±4.462 9	9.409 2±3.484 0	2.386	0.019

（三）不同编制医生的工作本身总满意度及各条目满意度比较

不同编制医生之间工作本身满意度总分的差异具有统计学意义（$P<$ 0.05），且编内医生总满意度高于编外医生。对工作本身满意度的 4 个条目进行分析后发现，在工作成就感、受到公平对待、工作时间与加班方面，编外医生的满意度都低于编内医生，且 $P<0.05$，差异具有统计学意义。在职业风险压力方面，编外医生职业风险压力大于编内医生职业风险压力，且 $P<$ 0.05，差异具有统计学意义。具体数据见表 43。

表 43　不同编制医生的工作本身总满意度及各条目满意度对比表

条　　　目	$\bar{x}\pm s$		t	P
	编 内 医 生	编 外 医 生		
工作成就感	3.857 1±1.231 4	3.039 0±1.069 2	2.573	0.012
受到公平对待	3.857 1±1.292 4	2.779 2±1.165 5	3.131	0.002
工作时间与加班	3.142 9±1.292 4	2.013 0±1.106 1	3.426	0.001
职业风险压力	2.500 0±1.160 2	1.831 2±0.990	2.423	0.017
总满意度	20.285 7±5.369 8	15.000 0±4.679 1	3.801	<0.010

（四）不同编制医生的职业发展总满意度与工作前景条目的满意度比较

将职业发展评价维度中的医院给予的晋升和发展机会满意度、医院提供的培训学习机会满意度、医院对学科发展新业务技术的重视程度满意度、工作前景满意度求和计算得到职业发展满意度总和，进行独立样本 t 检验发现不同编制医生的职业发展总满意度没有差异。具体数据见表 44。

表 44　不同编制医生的职业发展总满意度对比表

医生类型	$\bar{x} \pm s$	t	P
编内医生	22.785 7±6.919 0	1.738	0.086
编外医生	19.818 2±5.679 4		

对职业发展维度中的工作前景条目进行分析后发现，不同编制医生的工作前景满意度有区别，$P < 0.05$，差异具有统计学意义，且编外医生工作前景满意度明显低于编内医生。具体数据见表 45。

表 45　不同编制的医生关于工作前景条目的满意度对比表

条　　目	$\bar{x} \pm s$		t	P
	编 内 医 生	编 外 医 生		
工作前景满意度	3.571 4±1.398 5	2.714 3±1.086 4	2.594	0.011

（五）不同编制医生的人际关系满意度比较

1. 不同编制医生的人际关系总满意度比较

调查结果显示，将人际关系维度中的科室同事的合作配合满意度、与患者相处满意度、所在科室与其他科室关系满意度、与上级领导直接沟通满意度、家人对我工作支持的满意度、朋友对我工作的尊重满意度求和计算得到人际关系满意度总和，经两独立样本 t 检验发现不同编制医生的人际关系总满意度差异有统计学意义($P<0.05$),且编外医生满意度低于编内医生。具体数据见表 46。

表 46　不同编制医生的人际关系总满意度对比表

医生类型	$\bar{x}\pm s$	t	P
编内医生	25.214 3±4.627 3	2.241	0.028
编外医生	22.129 9±4.755 4		

2. 不同编制的医生关于家人支持条目的满意度比较

对人际关系条目进行进一步分析后发现,家人对工作的支持满意度在不同编制医生中有区别,$P<0.05$,差异具有统计学意义,并且可以看出在家人对工作的支持满意度方面,编外医生比编内医生低。在同事配合、医患相处、与其他科室的关系、与领导的沟通、朋友对工作的支持等方面的差异不具有统计学意义。具体数据见表 47。

表 47　不同编制的医生关于家人对工作的支持条目的满意度对比表

条　　目	$\bar{x}\pm s$		t	P
	编 内 医 生	编 外 医 生		
家人对工作的支持满意度	4.357 1±0.744 9	3.571 4±1.185 7	3.265	0.003

(六) 不同编制医生的工作环境满意度比较

1. 不同编制医生的工作环境总满意度比较

将工作环境维度中的医院安全设备满意度、医院对职工的关心满意度、医院设备配置满意度以及工作环境满意度求和计算得到工作环境满意度总和,经两独立样本 t 检验发现编内医生与编外医生满意度有差别($P<0.05$),且编外医生满意度低于编内医生。具体数据见表 48。

表 48　不同编制医生的工作环境总满意度对比表

医生类型	$\bar{x} \pm s$	t	P
编内医生	13.500 0±4.879 3	2.096	0.039
编外医生	10.922 1±4.112 7		

2. 不同编制的医生关于医院对职工关心条目的满意度比较

对工作环境条目进行进一步分析后发现,在医院对职工的关心这一条目的满意度上,编内医生和编外医生之间存在差异,$P < 0.05$,差异具有统计学意义,且编外医生满意度明显低于编内医生。在医院安全设备、工作环境、医院设备配置方面的满意度没有统计学差异。具体数据见表 49。

表 49　不同编制的医生关于医院对职工关心条目的满意度对比表

条　　目	$\bar{x} \pm s$		t	P
	编 内 医 生	编 外 医 生		
医院对职工的关心	3.428 6±1.342 4	2.688 3±1.126 9	2.195	0.031

三、讨论与建议

调查结果显示,编外医生和编内医生在薪酬与考核制度总满意度及其 3 个条目满意度、工作本身总满意度及其 4 个条目满意度、职业发展维度中的工作前景满意度、人际关系总满意度及家人对工作的支持条目满意度、工作环境总满意度及医院对职工关心条目满意度方面的得分有差异,编外医生满意度低于编内医生。由此可见,编外医生总体职业评价满意度低于编内医生。根据调研结果,结合人力资源管理基本理论、心理学理论,笔者认为可以从四个方面进行人事管理制度改革,对编外医生实施科学管理。

（一）实现编内外医生同等薪酬,对编内外医生实施相同的考核制度

调查结果表明,对薪酬与考核制度及其 4 个条目进行分析后发现,编内

医生与编外医生在医院绩效考核制度、医院休假制度和科室奖惩分明程度上的差异均有统计学意义。原因是目前编制是一种薪酬系数因子,公立医院的人员编制是由编制管理部门事先核定的,编外人员的工资待遇无法在财政经费中列支。[3]对于医生来说,其主要的收入来源不是工资而是绩效奖金,绩效系数就是目前公立医院最为普遍的奖金管理制度之一,系数乘以医院平均绩效就等于奖金,系数越大,奖金就越多,从工作绩效本身的定义来看,其主要的影响因子应该是工作技能、工作态度、工作效果、工作效率等,但几乎所有的公立医院都将编制作为工作绩效的一种影响因子来对待。另外,编外医生的系数涨幅标准不在国家政策的调整范围内,符合劳动合同的规范即可,但是编外医生与医院签订的劳动合同大多都不符合劳动法中同工同酬的要求,一些医院只为编外医生部分购买甚至完全不买五险,许多编外医生也没有住房公积金。在科室奖惩制度方面,编制实际上已经成为科室在评优时的考量因素,这就导致了极大的不公平,必然会造成编外医生满意度低于编内医生的结果。虽然近年来取消编制的呼声越来越高,但是由于各方面条件还不够成熟,取消编制的政策只是在北京地区试点实施,尚没有在全国推广。

马斯洛(Abraham H. Maslow)将人的需求分为生理、安全、社交、尊重、自我实现五个层次,[4]因为经济是人类活动的基础,当相同的工作价值得到相同的回报时,编内与编外医生之间的需求满意度才能同步。医院应该严格遵守政策法规,切实推行劳动法与合同法的相关政策,要从实际操作中取消编制对人才薪酬待遇的影响。医院内部应设立专门的薪酬标准管理部门,建立薪酬标准档案,通过对职称、工作年限、工作态度、工作量等因素的考量对医护人员的薪酬制定一个统一的标准,保证编内与编外人员有相同的权利享受统一的薪酬制度。此外,应尽快与符合条件的编外医生签署无固定期限劳动合同,[5]在绩效考核制度中将编制类型这个影响因子取消。

(二)提高编外医生对工作本身与工作前景的满意度

调查结果显示,编外医生对工作本身、受到公平对待、工作时间与加班等方面的满意度都低于编内医生,编外医生的职业风险压力大于编内医生。

与编内医生相比,编外医生具有工作年限短、技术水平相对较低、年龄小等特点,由于技术水平达不到要求,常常会被科室指派做一些基础工作,因此工作成就感较低。编内医生由于临床经验丰富,主要从事高精尖的技术工作,相比编外医生,工作时长短,因此从时间分配角度来说,编内医生与编外医生的满意度就会有差异。由于编外人员的身份问题,编外医生归属感不强,很多编外医生认为自己的付出与回报不成正比,觉得受到不公平待遇,产生不平衡的心理。在职业风险方面,编外医生参加工作时间短,缺乏临床实践经验也会导致其在对病人进行诊断治疗时面临较大的职业压力。

针对调研结果,为了提高编外人员对工作本身与工作前景的满意度,医院应该给予编外医生平等参与业务培训的机会,在提供进修学习机会时应采取个人自愿、择优筛选的原则,不将编制类型作为考核因素。一般而言,编外医生都是刚参加工作不久的医学院校毕业生,他们更加在意如何提升业务水平,应通过有计划、分专业、多渠道的培训与教育,使编外医生也有提高自身业务水平的机会。[6]在职称(务)晋升方面,医院应给予编外医生与编内医生一样的权利。县级医院更是需要优秀的医生人才,要把编外人员中单位急需的业务能手和管理人才的发展列入重要议事日程,积极重点培养编外人才,满足其职业发展意愿,让其在融入医院的过程中充分发挥自身价值。在职业风险分担方面,医院可按照一定的床位比例投保医疗责任保险,以此分担医务人员的执业风险。

(三)提高编外医生的人际关系满意度

编内外医生在人际关系总满意度上有差异,在家人对工作支持条目的满意度上也有差异,这可能是因为家人的支持对于工作的人来说是一种心理上的安慰,编外医生的家人认为聘用制医生的很多福利待遇与编内医生有区别。家人的意见会影响医生的工作决策,长期生活在不被支持的氛围中,编外医生的工作信心会受到影响,从而导致其整体的工作满意度下降。

医院环境中的人际关系主要包括医患关系、医护关系、医生与医生之间的关系、医生与领导的关系、医生与家人的关系等方面,[7]所以医院以后应对编外员工的生活、工作、学习给予更多的关心。医院应淡化编外医生的身份观念,通过医院职工大会、党组织及其他文化活动增强其归属感、集体意识和主人翁精神,加速他们融入集体的过程。医院可以科室为单位建立家属群,让家属多沟通,了解相关政策,如2014年国务院公布的《事业单位人事管理条例》提出事业单位新聘用工作人员,应当面向社会公开招聘,签署聘用合同;事业单位及其工作人员依法参加社会保险,工作人员依法享受社会保险待遇。从这些方面可以看出,未来将破除事业单位"铁饭碗"这一观念,未来事业单位改革中将不存在编外与编内的区别。让家属了解政策的发展,实现医院编内外医生的同工同酬,可以争取家人对医生工作的理解与支持。

（四）营造和谐的工作环境,增强编外人员的归属感

在工作环境总满意度及医院对职工的关心这一条目的满意度上,编外医生满意度低于编内医生。医院的自然环境对于每一位医生来说都是同样的,每位医生都享受同样的医疗设备资源以及办公用品,满意度出现差异主要受社会环境（即组织文化与氛围）的影响。和谐的组织氛围可以有效提高工作满意度,医院对职工的关心就是其中的一方面,有些医院的编外人员没有话语权甚至连职工大会都没有资格参加,医院对编外医生的关心不够,使编外人员在情感上无法体会到公平、民主,长此以往,编外医生就会缺少主人翁精神和归属感。

在工作环境方面,组织要关注编外医生自身成长与发展的需要,[8]加强人文关怀与心理疏导,营造和谐温暖的工作氛围和人文环境。医院可通过定期举行员工座谈会、设立匿名邮箱、建立网络论坛等方式,建立畅通的沟通渠道,编内外人员都可以通过这些渠道提出改进管理工作的建议,这有利于消除沉闷紧张的人际关系,编外医生的诉求也能得到合理表达。

参考文献

［1］侯佳乐,李娜,马进.新医改背景下上海市居民对基层医疗卫生服务满意度的调查研究[J].中华医院管理杂志,2011,27(10):762－766.

［2］朱玉兰.中医护理人员职业满意度调查分析[J].四川中医,2014,32(08):

168－170.

［3］吴星.编制是医院实现同工同酬的最大障碍［EB/OL］.(2015－03－04)［2015－12－11］. http://www.g-medon.com/Item.aspx? id＝38917.

［4］吕楠.马斯洛需要层次理论视域下我国公务员激励机制完善研究［D］.成都：电子科技大学,2012.

［5］白永亮.合同履行期间员工提出签订无固定期限劳动合同是否必须签署［J］.劳动和社会保障法规政策专刊,2009：8.

［6］高海波.医院编外人员要加强人文关怀和心理疏导［J］.基础医学论坛,2010,14(31)：957＋1008.

［7］李惠军,和金玲,付国宝,等.急诊医疗工作中应处理好的几种关系［J］.中国民族民间医药杂志,2010,19(12)：234.

［8］倪震勇.医院编外人员管理实践与探索［J］.中国药物经济学,2012(03)：389－391.

——原载于《医学与法学》,2017,9(03)；

作者：王琼,刘娅,谷满意。

定向全科医学生的入职意向及其影响因素调查

——以西南医科大学为例

　　基层医疗卫生队伍建设一直是我国医药卫生体制建设的重要内容，但基层卫生人才匮乏、整体素质偏低、专业结构不当、人才难引进易流出、相关体制机制不健全等问题却一直存在，这成为制约基层医疗卫生事业有序发展的主要原因。为健全基层医疗卫生服务体系、提高基层医疗卫生服务水平、有效解决基层百姓看病难、看病贵等问题，更快实现人人享有基本医疗卫生服务的目标，国家发展和改革委员会、教育部等部门制定并实施了《以全科医生为重点的基层医疗卫生队伍建设规划》《关于开展农村订单定向医学生免费培养工作的实施意见》《关于进一步做好农村订单定向医学生免费培养工作的意见》等一系列政策措施，于 2010 年正式启动了农村订单定向医学生免费培养政策，"定向招生、定向培养、定向就业"是本政策的基本路径。[1-4]

　　西南医科大学（原泸州医学院）是最早建立定向医学生培养基地的单位之一，到 2017 年，已经连续培养了 8 届定向全科医学生。[5]但随着定向医学生对基层医疗卫生机构发展现状的了解逐步加深、个人发展意识逐渐加强、个人需求不断提高、社会整体就业环境不断改变、政策体制不健全等问题的日益突出，部分定向医学生出现了就业意向不明确的情况，动摇了服务基层的决心。本研究旨在了解西南医科大学定向全科医学生的整体就业意向，调查定向医学生入职意向的主要影响因素,以便采取相应的措施,将定向医学生毕业违约率降到最低,同时也为促进相关教学培养计划的改善提供一定的数据支持。

一、材料和方法

(一)调查对象

以西南医科大学 2014 级至 2017 级临床医学定向专业全体在校学生为调查对象,利用随机抽样的方法从中抽取共 215 名定向生作为样本,这 215 名定向生皆为全科医学生。共发放自制问卷 215 份,回收 209 份。剔除 9 份存在漏答、单选题多选、未按指示(需要跳题)答题等问题的问卷,最终回收有效问卷 200 份,有效回收率为 93.02%。被调查的临床医学定向生中,农村户口定向生 195 人,城镇户口定向生 5 人。

(二)调查方法

1. 文献研究

利用知网、万方、维普、爱思唯尔(Elsevier ScienceDirect,简称 Elsevier SD)等数据库检索国内外相关学术期刊、书籍及相关理论,查询《四川卫生健康统计年鉴》,总结国内外基层卫生人力资源发展现状、存在的问题及研究进程,形成个人较为系统的相关知识理论体系。

2. 问卷调查

根据相关学者研究的历史数据、相关问卷、相关政策文件等文献资料,结合当前西南医科大学定向医学生的实际状况,设计《西南医科大学临床医学定向生入职意向及其影响因素调查问卷》。[6]问卷设计完成后进行预调查,并进行信效度检验,修改后定稿。问卷涉及定向生基本信息、专业/职业认可度、违约/履约意向、意向形成影响因素、专业教学质量及效果评价、职业发展前景等多部分内容。

(三)数据收集与分析方法

1. 样本量的确定与抽样

西南医科大学定向全科医学专业目前在校人数约为 1 000 人,根据样本量越大精度越大、样本的信度与效度越高的原则,结合实际情况在全体在校定向生中利用整群随机抽样方法抽取了 2014 级至 2017 级 4 个班共 215 名定向生作为样本。

2. 数据的整理与分析

在"问卷网"录入数据,生成 Excel 表格;对问卷结果进行编码处理,利用 SPSS17.0 进行数据分析。分类资料主要采用例数(百分比)的形式描述。

二、结果

(一)调查对象基本情况

调查对象中,女性 101 名,男性 99 名,独生子女占 25%;其中农村户口 195 名,占总样本量的 97.5%,城镇户口仅 5 名,占 2.5%;74.5%的定向生生源地和签约地一致,25.5%不一致。

定向生父母的文化程度(以父母最高学历为准)集中于初中及以下,初中学历最多,总体学历水平偏低(见表 50)。

表 50　定向生父母的文化程度(以双方最高文化程度为准)(N=200)

文　化　程　度	n(%)
小学及以下	69(34.5)
初　　中	107(53.5)
高　　中	16(8.0)
大学及以上	8(4.0)

(二)定向生专业/职业认同情况

在"您是否喜欢本专业"的问题调查中,有 75.5%(151 人)的定向生选择了"是",49 人(24.5%)选择"否"。在"您是否喜欢医生这个职业"的问题中,89.5%(179 人)的定向生表示喜欢,另外 10.5%的定向生表示并不喜欢此职业。

（三）调查对象高考报考当前专业的相关因素

在"定向生报考定向医学专业的原因"给出的 7 项答案中，"可以减轻家里经济负担"被选择 84 次，"父母、亲戚及朋友的推荐"被选择 75 次，其后依次为"随便填的，没考虑太多"（55 次）、"就业压力大，我觉得本专业可以解决就业问题"（50 次）、"填错志愿"（31 次）、"自己喜欢"（6 次）及"跟风"（3 次）。

（四）定向生履约/违约意向及相关因素

不愿意毕业后履约并从事本专业工作的定向生有 33 名，占全部调查对象的 16.5%，其中 12 人表示"一直有"违约想法，有 20 人表示"偶尔有"违约想法，仅有 1 人表示之前未有过违约想法。定向生不愿意履约的主要原因中居前三位的为：发展和上升空间小（27 次选择）、学习与继续教育机会受限（26 次选择）、工作环境与条件差（20 次选择），具体情况见表 51。假设最终选择履约，定向生给出的前三个主要促成因素分别为：自己喜欢这个职业（38%）、违约成本高（37.5%）、父母意愿（10.5%），另有 5%（10 人）的定向生确定自己不会入职。

表 51　无履约意向定向生不愿履约的因素分布情况（N=33）

因　　素	频　　次
发展和上升空间小	27
学习与继续教育机会受限	26
工作环境与条件差	20
薪酬待遇不理想	15
规定服务时间长	13
社会地位低	7
其他原因	4
离家太远	4

（五）定向生对各职业要素的重视情况

200 名定向生按个人重视程度对给出的 6 项要素进行了排序，排序结果从最重要到一般重要依次是：薪资待遇、发展空间、环境条件、社会地位、学习机会、与家距离。

（六）未来职业规划情况

第一部分为毕业后的近期规划，200 名定向生中，45.5％（91 人）的定向生选择愿意"继续深造"，52％（104 人）的定向生则表示会"按合同就业"，2.5％（5 人）的定向生打算找其他工作；第二部分为基层服务期满后的远期规划，考研深造、努力升至上级单位是排在前两位的选择，想要留在原单位就业的和转行政府、企业部门的较少，18.5％的定向生表示尚不明确（见表 52）。

表 52　定向生未来服务期满后的规划（N＝200）

规　　划	n(％)
考研深造	77(38.5)
继续留在原就业单位	6(3.0)
努力升到上级单位	76(38.0)
转行到企业、政府等部门	4(2.0)
暂时不确定	37(18.5)

（七）对专业教学服务质量及培养效果的满意度

将专业教学服务质量评价及培养效果评价分别设置 5 个评价等级：很好、好、一般、不好及很差。调查结果显示，定向生对两项指标的评价都较高，觉得专业教学服务质量不好和很差的各为 1 人，认为专业培养效果不好和很差的分别为 1 人、2 人。

（八）定向生对国家定向医学生免费培养相关政策的了解程度、重视程度及认可度

对于国家定向免费医学生培养政策，选择"非常了解"的占 19.5％，78％的定向生表示仅"了解一些"，有 2.5％的定向生表示"完全不了解"；有 30％的定向生认为此项政策一般或者不好（见表 53）；认真读过至少 1 篇相关政策文件的定向生有 33％，但 12.5％的定向生表示"完全没读过"。

表 53　定向生对相关政策的了解情况及对国家定向医学生免费培养政策的认同度(N＝200)

项目		n(%)
了解程度	非常了解	39(19.5)
	了解一些	156(78.0)
	完全不了解	5(2.5)
认同程度	特别好	41(20.5)
	比较好	99(49.5)
	一般	57(28.5)
	不好	3(1.5)

（九）定向生对基层医疗工作的认可度及职业发展信心

调查对象中，认为基层医疗工作非常有价值的仅占 32.5%(65 人)，49.5%(99 人)的定向生认为比较有价值，18%(36 人)的定向生认为一般有价值；51%(102 人)的定向生表示对基层职业发展前景有信心，47%(94 人)的定向生表示信心一般，2%(4 人)的定向生表示没有信心。

三、讨论

（一）基层卫生人才现状与定向生基层入职意向现状之间的矛盾

人口老龄化、城镇化、工业化等社会整体环境的改变促使我国广大农村基层疾病谱、生态环境都在不断发生变化，我国基层医疗卫生服务需求也随之日益增长，基层医疗卫生技术人才形势日益严峻。全科医生是基层卫生服务的"核心"，集预防、保健、诊断、治疗、康复、健康教育与管理责任于一身，其数量和质量成为基层医疗卫生服务体系建设的重要保障条件。但目前，由于高校定向生对国家定向医学生免费培养政策认同感不足、高校定向生对基层医疗卫生事业价值模糊、相关政策及体制机制不够完善、基层医疗卫生机构环境条件差等因素，高校定向生中普遍存在服务基层意向模糊、协议抵触等问题，定向生"违约风险"仍然存在，岗位忠诚度普遍低下。

（二）四川省基层卫生人力资源现状

四川省位于中国西南部地区，地理及人口环境较为复杂，基层医疗卫生服务体系建设具有特殊性。同时，乡镇医疗人才资源紧缺，全科医学人才培养任务艰巨。基层卫生人力资源专业结构不当导致医护比率不合理、医疗防护结构不合理；人员数量不足、卫生人才供不应求导致基层百姓"无医可看"、政府资源无法有效下放；人员学历职称偏低，导致乡镇卫生院医疗质量不被信任。[6]统计数据显示，2016 年，四川省全省基层医疗卫生机构的卫生人员中，大专学历占 42.53％，中专和中技水平的占 42.55％，大学本科及以上学历的卫生人员仅占 7.89％，其中中级及以上（正高、副高）专业职称的卫生人员仅占 12.33％；全省乡镇卫生院卫生人员的学历集中于大专及中专中技，分别占比 44.84％和 43.49％。2016 年全省乡村医生、卫生员总量为65 450 人（乡村医生 63 530 名，卫生员 1 920 名），平均每村乡村医生和卫生员仅 1.43 人，每千农业人口乡村医生和卫生员 1.07 人。[7]培养一批"下得去"且"留得住"的全科医学人才、保障高校在校定向生的入职意愿及一定的岗位忠诚度是目前深化医疗卫生体制改革最为紧迫的任务之一。

（三）调查对象现状

医学定向生免费培养政策主要面向农村户籍招生，定向生父母的文化水平偏低，影响了定向生自身及家庭整体的政策理解力，导致政策理解不到位、基层医疗工作价值认识不足。定向生选择就读定向医学专业多是出于家庭经济条件、父母亲戚的意愿及就业保障，专业及政策本身的认同感吸引力并不强。此外，对政策的轻视和理解不足、自身的职业价值观模糊、最初专业选择动机不纯等因素也导致定向生入职意向飘忽不定，使定向生岗位认同度整体偏低。由此可见，学校的引导及政策、岗位价值教育意义重大，且引导力度有待加强。调查结果显示，定向生对专业及行业本身并无抵触情绪，不愿履约的定向生占比相对较小，这充分说明定向生入职意向的可引导性，也说明"违约"风险还可以降低。

定向生重视发展、学习机会，基层医疗卫生机构的环境及工作条件也是其考虑的主要因素。即使最终选择履约，可能也是由于父母意愿或违约成本高,真正因自己喜欢而入职的定向生较少。薪资待遇、发展空间及工作机构的环境条件是定向生职业满意度评价的决定性因素。解决这一系列问题,促进高校定向全科医学人才培养政策及国家定向医学生免费培养政策的有力实施,需要依靠学校、政府、医疗机构乃至整个社会环境的共同努力。

四、结果及相关对策建议

(一)重视基本物质需求,提高工作福利待遇

强化定向生基层入职意愿、减少违约风险、保证一定的岗位忠诚度以及充分调动定向生入职后的工作积极性,这些活动都离不开物质支持。人都有需求,都会趋利,选择定向医学专业就读的学生家庭经济状况整体较差,"可以减轻家里经济负担"是定向生选择就读定向医学专业的最主要因素,选择频次为 84 次,位于 7 项原因之首;"薪资待遇"是定向生最重视的入职条件,排于6 项要素之首。若基层工作无法保证其基本物质需要,无法满足其生活开支、成家及孝顺父母的需求,长此以往必定会成为导致人才流失的重要因素。

所调查定向生中农村生源占比 97.5%,同时,74.5% 的定向生生源地及签约地一致,定向生毕业后的工作单位多为乡镇卫生院。我省农村环境条件复杂,特别是边远山区、川西、西南少数民族地区的环境条件更艰苦,我国当前基本国情决定了这类问题无法在短期内得到有效解决,农村环境无法尽快改善,这就需要政府及医药卫生行业加大投入力度,建议尽可能提高福利待遇,将基层医务工作者的"失衡感"降至最低。此外,可加大政府财政补贴、相关优惠政策力度。[8]基层医疗岗位工作者交通补贴、边远及少数民族地区针对性津贴(高原补贴、取暖费、自我基本健康管理费)、生活补助、住房保障、子女教育等方面是基层医疗卫生岗位吸引人才、"稳住"人才的关键要素。除此之外,可鼓励社会资本设立相关基金奖励,给基层卫生工作者更多的物质支持,让定向全科医学人才即使身在基层也可以有较好的物质生活水平,没有后顾之忧。

(二)强化政策解读与价值引导,全面建立精神意志支持体系

仅 19.5% 的定向生表示对国家定向医学生免费培养政策非常了解,仅

20.5％的定向生认为定向政策特别好,只有33％的定向生认真阅读过至少1篇政策文件,这在一定程度上反映出定向生对相关政策的了解不足、政策认可度较低、重视度不够等问题,定向医学生缺失合理的政策解读与政策认同。学校在定向生入学之初就应当强化政策教育,并且将适当的政策宣扬贯穿于整个医学生的学习培养过程。具体来说,建议学校在定向生入学前期开设政策解读课程,请相关专家、乡镇卫生院领导、已经入职的全科医生等围绕基层医疗卫生工作的意义、政策背景、政策制定与发展、政策意义等方面进行宣讲,帮助其清晰政策认知,也避免定向生对政策产生"成见效应",影响信心。[9]

被调查者中,认为基层医疗工作非常有价值的仅占32.5％,49％的定向生对基层职业发展前景信心不足,可见定向生对基层卫生事业价值认同度低、对职业前景缺乏信心等问题普遍存在。无论设计怎样的激励机制,都不可能完全符合所有定向生的物质需求预期,在任何时候都需要精神价值来支撑。[9]因此,必须在培养、使用的整个纵向过程中加强对定向生的职业价值观教育。如何开展持续有效的职业价值观教育、如何提升定向生的行业自信以稳固其基层执业信念已经成为当前稳固定向生入职意向的紧迫问题。建议加强定向生的思想道德教育及岗位价值教育,帮助定向生确立正确的价值取向,培养定向生的奉献精神与职业使命感,担负起居民健康"守门人"的神圣职责。

（三）优化培养结构,重视综合岗位胜任力培养

调查结果显示,基层医疗卫生诊治多局限于常见病、多发病等知识需求,但实际上对预防保健、健康教育、公共卫生等知识需求更大。临床诊治技术的培养固然重要,但定向生其他的综合培养需求也不可忽视。"整合型"卫生人才需要"组合式"培养结构,除了必要的临床医学、公共卫生等既有课程,医患沟通技能、基本管理学知识、心理学、医学伦理学等也应该成为定向生课程设置的一部分。[10]这样的课程设置看似繁杂,但实际上比重无需太大,是可以通过努力实现的。通过相关方式优化教育培养方案,可以大大提升定向生的人文素养,在培养阶段帮助定向生构建最有利的知识体系,

这有利于促进其行业认同,为将来的基层工作做好铺垫,减少基层工作的各类可能阻力,避免许多基层问题带来的挫败感、不安感,提升定向生岗位综合胜任能力,加强其执业自信。

（四）完善相关配套政策,建立长期有效的激励机制

部分基层医疗工作者认为,农村基层医疗机构欠缺专业培训,缺乏个人职业发展规划,适于安稳、平淡过日子的人在那里工作,不适合有理想、有抱负斗志的人。因此,建立完善定向医学人才学习、发展的相关配套政策至关重要。

1. 建立健全定向生考研相关政策

继续教育机会受限、发展机会受限是影响定向生基层就业意向的一大因素。定向生未来服务期满后的规划中,有38.5%的人仍然愿意考研深造,因学习、教育机会受限而不愿入职、入职意向不明确的定向生所占比例也不小。但相关政策对定向生考研、继续学习的规定尚不明确,这让许多定向生在考研与入职之间难以抉择,有的甚至直接选择放弃入职。

2. 明确服务期满后的培养模式及职业发展问题的相关制度

部分医疗工作者也认为,先轰轰烈烈地动员,丢下去以后却不管不问,忽略人才再发展、再提升的需求和可能性,必然导致人才的流失。目前,定向医学生免费培养相关政策致力于如何吸引人才、如何留住人才、如何利用人才,却缺乏基层定向人才职业发展规划的相关政策保障。

3. 贯彻、保障基层定向人才的学习、培训与晋升政策实施

由调查数据可见,38%的定向生计划在基层服务期满后努力升至上级单位,3%的定向生计划留在原单位,还有18.5%的定向生暂时不确定,职称晋升需求是多数基层全科医生皆有的。然而,由于基层医疗多接触小病小痛,多开展一般常规检查及开常规药物,很少有机会接触到医疗卫生相关的新知识、新技术,这导致许多基层医生知识面宽而不精,业务能力发展受限,职称、职业晋升困难。基层医疗卫生机构消息相对闭塞,特别是边远、少数民族地区的定向人才易错失许多外界培训学习的机会;此外,基层定向人才的培训也大都有异于同龄城镇医生,即使有机会出去培训,也不像各三级医

院的人才一样能接受国内外高规格的单位、课程培训，一方面是由于经费支持力度不足，上级财政拨出到基层的经费往往少之又少，另一方面是基层卫生人员缺乏，工作任务没有可轮换的人，基层定向全科医生一旦去培训学习便无人看管基层医疗机构、无人值班，因此培训学习时间少、机会受限。[11]

4. 建立灵活的人事制度

建立健全人才流动机制是稳定定向全科医学人才队伍的一项重要举措。基层医疗卫生工作人才缺乏但其工作量却很大，工作任务重，长期驻守基层一个卫生机构以及没有适当的流动既不利于人才的身心健康，也不利于人才队伍的稳定与长期发展。《以全科医生为重点的基层医疗卫生队伍建设规划》中规定"免费医学毕业生在协议规定服务期内，可在农村基层卫生机构之间流动或从事卫生管理工作"，但政策的实际执行、落实仍受各种因素（基层医疗机构怕人才流失、轮流岗位缺口难补等）的影响。人事制度不灵活、用人观念保守、对基层定向医学人才的管理过于严格，导致人才无法正常自由流动，被束缚感远强于被需要感。服务期满后的规划调查结果显示，意愿继续留在原单位的定向生仅占 3%，足见定向生人事约束的强度。

卫生行政机构与医疗机构不可能单纯利用协议违约金、诚信档案等手段留住基层定向全科医学人才。为有效解决以上问题，政府及医疗机构应共同协作落实已有政策，建立健全相关配套政策。保障基层定向医学人才学习培训、继续教育、晋升、流动等权益，制定定向医学人才职业规划相关的政策制度，对他们的未来发展负责。真正从制度上实现"责权一致"；同时加大培训教育财政支撑力度、贯彻执行"人才轮岗""对口支援"等制度，实现行业压力分担，实现约束与激励并行。切实保障定向生"下得去、用得上、干得好、留得住"。

5. 完善科学的人才准入及评价机制，确保人才质量

《关于开展农村订单定向医学生免费培养工作的实施意见》规定"免费医学生毕业后未按协议到基层医疗卫生机构工作的，要按规定退还已享受的减免教育费用并缴纳违约金，同时将违约事实记入个人诚信档案"，相对

较高的违约金和定向生诚信档案是保障入职率的有效约束举措,然而人才是"留住"了,却出现了"身在曹营心在汉"的现象。调查中,近一半的定向生想在毕业后考研、找其他工作而不想入职基层,这反映了许多定向生身在定向专业却并无忠诚度的定向入职感,也有许多定向医学人才身在农村心却在城市。此外,由于定向就业让定向生没有了就业压力,许多学生的在校学习积极性不高、专业知识掌握不足,久而久之便影响了自身基层执业的信心。由此,定向生身心"不一致"、学习积极性偏低等因素导致定向人才队伍的质量得不到保证,这也加大了人才流失率。针对以上现象,建议学校提高入学门槛,借鉴美国的定向生招收"面试"政策,在人才招收环节严把关,筛除一批基层就业意向模糊、价值认识不足、入学动机复杂的生源,完善准入机制;建议对在校定向生定时开展相关考评工作,健全考评机制,让考评不再局限于常规书面考试。[12]

6. 发挥组织管理相关理论效用,完善人才管理机制

"以人为本"管理理念包括重视人的需要、以鼓励员工为主、培养员工、组织设计以人为中心等原则,强调"人"在管理发展中的"本源"地位,是科学发展观的基本要求。[13]基层定向全科医生从学生到岗位的整个培养管理过程应将"以人为本"理念贯穿其中。这就需要以"人"为中心,重视定向全科医学人才的心理疏导与精神激励,以最大限度激发他们服务基层的潜能。

专制的人事制度、固化的管理思维必将导致人才管理缺陷。[14]定向医学生主要定向的是综合条件落后的农村地区,这些地区的环境条件相对较差,如果没有"制度留人""情感留人"的有效举措,人才队伍稳定性便会受到极大的考验。因此,在校培养阶段,应针对性地加强定向生心理疏导,可以建立定向生与定向机构或卫生行政机构的联系纽带,争取在毕业前尽早与签约地卫生行政部门和基层医疗卫生机构取得联系,让签约地卫生行政机构或基层医疗卫生机构也参与到对定向生学习、生活、感情等的支持帮助中,各方共同对定向生培养采取差异化处理,把集体教育、小群体辅导、个别人单独教育等措施有机结合,[15-16]最终达到稳固定向生入职意愿、用情感"系"住人才的目的。

　　基层医疗卫生事业的发展至关重要,实现人人享有基本医疗卫生服务,实现全民健康,就必须提高基层卫生服务水平。[17]国家定向医学生免费培养政策致力于提高基层医疗卫生服务水平、加强基层医疗卫生人才队伍建设,其发展历程显示了该项政策的优越性,有效检验了高校定向生培养的效果。但事物在发展过程中,在特定发展阶段、特定发展时期会衍生出不同的问题,只有及时有效地解决当前定向生培养存在的问题,才能精准应对今后出现的新问题,基层医疗卫生队伍才能稳定发展,全民健康才能得到有效保障。

参考文献

［1］顾湲.解析《以全科医生为重点的基层医疗卫生队伍建设规划》[J].中国卫生人才,2010(9):25-27.

［2］国家发展和改革委员会,卫生部,中央机构编制委员会办公室,等.关于印发以全科医生为重点的基层医疗卫生队伍建设规划的通知[Z]. 2010-03-25.

［3］国家发展和改革委员会,卫生部,教育部,等.关于印发开展农村订单定向医学生免费培养工作的实施意见的通知[Z]. 2010-06-02.

［4］教育部,国家发展和改革委员会,卫生和计划生育委员会,等.关于进一步做好农村订单定向医学生免费培养工作的意见[J].中华人民共和国国务院公报,2015(23):67-70.

［5］陈勤,刘克林,杜一华,等.制定落实农村订单定向医学生人才培养方案[J].中国高等教育,2014(Z3):32-35.

［6］汪洋,张绍群,刘北忠,等.定向医学生服务基层意愿及相关因素研究[J].中国全科医学,2014,17(25):2996-3000.

［7］四川省卫生和计划生育委员会.四川卫生和计划生育统计年鉴(2016)[M].成都:西南交通大学出版社,2018.

［8］张新华.定向培养全科医生的相关问题调查与分析[J].中国高等医学教育,2017(7):22-23.

［9］刘振杰.让“晕轮效应”发挥积极的作用[J].新课程学习(下),2014,(1):175.

［10］赵睿,刘峰,陶仪声.医学院校全科医学本科生对专业的学习认知及择业意向的调查分析[J].蚌埠医学院学报,2016,41(4):534-536.

［11］秦晓强,尹文强,黄冬梅,等.新医改背景下医生职业承诺影响因素分析[J].中国卫生事业管理,2015,32(10):748-749+757.

［12］卢若艳,章小莉,梁栋,等.中美农村全科医学人才培养项目的比较研究［J］.中国全科医学,2013,16(9A)：2979－2980.

［13］王衍晶,郭福玲.顺应医学模式转变的全科医学理念与人才观［J］.中华医学教育杂志,2012,(6)：812－813.

［14］赵翔安.情感管理高效的用人之道［M］.北京：中国纺织出版社,2005.

［15］张超,陈楚康,张众,等.首届订单定向医学毕业生就业现状研究［J］.中国卫生政策研究,2017,10(5)：27－33.

［16］柏珂,王虹,陈勤,等.农村订单定向免费医学生的职业认同感研究［J］.泸州医学院学报,2012,35(06)：640－643.

［17］中共中央,国务院."健康中国 2030"规划纲要［Z］.2016－10－25.

县级医院医务人员工作满意度
现状及影响因素分析

——以泸州市为例

工作满意度是指员工在工作的过程中，对工作本身及有关环境所持的态度（包括工作环境、状态、方式、压力、挑战性、人际关系等方面）。[1]从组织管理的角度来看，员工工作满意度的高低是影响组织绩效及个人职业生涯发展的重要因素。有资料表明，工作满意度较高的医务工作者，其提供的医疗服务质量较好。工作满意度不仅影响医院的管理，还与医务人员的生理与心理健康密切相关。深化公立医院改革是我国医疗卫生体制改革的重点，2010年2月，原卫生部等5部门联合印发的《关于公立医院改革试点的指导意见》就提出要坚持公立医院公益性，推进体制机制创新，调动医务人员积极性，提高公立医院运行效率，努力让群众看好病。国务院办公厅在《关于全面推开县级公立医院综合改革的实施意见》（以下简称《实施意见》）中提出推进县级公立医院综合改革是深化医药卫生体制改革、切实缓解群众"看病难、看病贵"问题的关键环节，在《实施意见》中还提出建立符合行业特点的人事薪酬管理制度，优化执业环境。工作满意度一直是组织行为学中的热点问题，尤其对于工作压力较大的医务人员来说更值得关注。笔者旨在研究泸州市县级医院医务工作者的工作满意度现况，探索满意度影响因素，为制定提高人员工作满意度的相关人事管理策略提供依据，期望可以提高县级医院医务人员的工作积极性，促使其为患者提供优质高效的服务,进一步推进县级公立医院的综合改革。

一、对象与方法

(一)调查对象

本次调查以四川省泸州市为背景采用整群抽样方法进行调查,泸州市按行政区域分为四县三区,四县包括古蔺县、叙永县、合江县、泸县,三区包括江阳区、纳溪区、龙马潭区。本文以泸州四个县作为调查范围,然后在每个县抽取一个县级医院,每个医院抽取 164 名医务工作者(包括医生、护士、医技人员及行政人员),共 656 人为调查对象,获得有效问卷 600 份(有效回收率为 91.5%)。调查时间:2015 年 1 月至 4 月。

(二)研究方法

1. 研究工具

采用工作满意度影响因素调查表,并用 5 点量表计分,其中 1=非常不同意或很不满意;2=比较不同意或不满意;3=一般同意或基本满意;4=比较同意或比较满意;5=非常同意或非常满意。分数越高者,代表其工作满意度越高,反之,工作满意度越低。[2]调查内容包括性别、年龄、婚姻状况、文化程度、工作年限、工作职务等人口社会学内容,从工作本身、工作环境、人际沟通、薪酬与医院的绩效考核制度以及个人的发展方面对医务工作者的工作满意度进行测量与评价。

2. 统计学分析

采用 EpiData3.1 软件建立数据库,应用 SPSS17.0 统计软件进行数据处理分析。定量资料用 $\bar{x} \pm s$ 表示,两组间均数比较用 t 检验,多组均数比较采用方差分析,两两比较采用最小显著性差异法(Least-Significant Difference,LSD);分类资料用率或构成比表示,二分类资料采用四格表卡方检验,无序多分类资料组间比较采用列联表卡方检验或 Fisher 确切概率法,有序多分类资料间的比较采用趋势卡方检验;工作满意度影响因素的多因素分析采用多因素非条件 Logistic 回归模型。检验水准为 0.05。

二、结果

（一）一般资料

600 名医务工作者中，男性 190 人，女性 410 人，医务工作者人数情况及构成比见表 54。

（二）医务工作者工作满意度影响因素的单因素分析

600 名医务工作者中满意度的总平均分为 80.07 ± 11.28（满分 120 分），最少得分为 44 分，最多为 116 分。按照满意度调查得分将医务工作者的工作满意度分为满意（总分 $\geqslant$ 80 分）和不满意（总分 $<$ 80 分）两组。对工作满意的有 258 人，不满意的有 342 人，不满意率为 57%。对影响医务工作者工作满意度的不同因素进行卡方检验，发现医务工作者工作满意度与年龄、文化程度、工作年限、职务等有关（$P<0.05$），具体情况见表 54。

表 54　医务工作者基本情况及工作满意度影响因素的单因素分析

因　　素	人数	构成比（%）	工作不满意人数	工作不满意率（%）	χ^2	P
性别					3.213	0.073
男	190	31.7	94	49.5		
女	410	68.3	248	60.5		
年龄					19.000	<0.001
20 岁及以下	54	9.0	48	88.9		
21～30 岁	278	46.3	168	60.4		
31 岁及以上	268	44.7	126	47.0		
文化程度					23.372	<0.001
中专及以下	82	13.7	66	80.5		
专科	202	33.7	136	67.3		
本科及以上	316	52.6	140	44.3		
婚姻状况					3.618	0.164
已婚	390	65.0	206	52.8		
未婚	200	33.3	128	64.0		
离异	10	1.7	8	80.0		

续　表

因　　素	人数	构成比（%）	工作不满意人数	工作不满意率（%）	χ^2	P
工作年限					13.809	<0.001
5 年以下	288	48.0	196	68.1		
≥5 年	312	52.0	146	46.8		
职务					24.603	<0.001
医生	222	37.0	106	47.7		
护士	276	46.0	190	68.8		
医技人员	60	10.0	38	63.3		
行政人员	42	7.0	8	19.0		

（三）工作满意度影响因素的多因素非条件 Logistic 回归分析

将工作满意度得分作为因变量（满意＝0，不满意＝1），将单因素分析中有统计学意义的年龄、文化程度、工作年限、职务作为自变量，进行多因素非条件 Logistic 回归分析（向前逐步选择法，纳入标准为 $P<0.05$，排除标准为 $P>0.10$），结果显示，文化程度、工作年限及职务 3 个变量与工作满意度有关，具体情况见表 55。

表 55　医务工作者工作满意度影响因素的多因素非条件 Logistic 回归分析

因　　素		回归系数	标准误	Wald 卡方值	P 值	比值比	95% 置信区间 下限	上限
常数		0.794	0.459	2.990	0.084	2.212		
工作年限	5 年以下（对照）			11.315	0.004			
	≥5 年	−0.636	0.261	5.916	0.015	0.530	0.317	0.884
文化程度	本科及以上（对照）			15.241	<0.001			
	中专及以下	1.835	0.539	11.614	0.001	6.26	2.181	18.008
	专科	1.028	0.332	9.609	0.002	2.797	1.460	5.358
职务	医生（对照）			13.621	0.003			
	护士	−0.010	0.341	0.001	0.976	0.990	0.507	1.931
	医技人员	0.542	0.439	1.528	0.216	1.720	0.728	4.066
	行政人员	−2.085	0.662	9.933	0.002	0.124	0.034	0.455

三、讨论

（一）医务工作者总体满意度情况分析

调查结果显示，泸州市县级医院的整体工作满意度不高，男性工作满意度总分为 82.52±11.11，女性工作满意度总分为 78.87±11.20，对工作满意的有 258 人，不满意的有 342 人，不满意率为 57%。与近五年国内学者对医院工作人员的工作满意度研究结果类似。[3]

（二）医务工作者工作满意度影响因素的 Logistic 回归分析

多因素 Logistic 回归分析结果表明文化程度、工作年限和职务是泸州市县级医院医务工作者工作满意度的影响因素。

本研究发现，中专及以下学历的医务工作者对工作的不满意率比本科及以上学历医务工作者的不满意率高，专科学历的医务工作者对工作的不满意率也比本科及以上学历医务工作者的不满意率高。这可能是因为专科与中专及以下学历的医务人员受学历限制的影响，接触到的成长和自我实现的机会较少。

不同工作年限的医务人员在总体工作满意度方面有显著差异：工作时间为 5 年及以上的医务工作者对工作的不满意率比工作时间为 5 年以下的医务工作者的不满意率低。原因可能是目前医疗行业对招聘的医务人员的学历要求越来越高，这部分年轻群体到了工作岗位上，其工作价值、工作回报体现的并不明显，但是其对工作价值及自身发展的期望值较高，希望工作能力与技术能够不断提高。而工作年限较长的医务工作者，其工作经验较为丰富、工作胜任能力较强、自我成就感较高，因此这部分人群的满意度水平高于工作年限短的医务人员。医院人力资源部门应科学规划员工的职业发展，让不同工作年限的员工对工作和自身阶段性发展有明确的认识，为工作年限短的医务人员提供适宜的职业发展机会，提高其工作满意度。[4]

研究表明，在医院的工作岗位中，行政工作人员的工作满意度要高于其他临床相关工作人员，可能是因为行政人员的工作量与工作时间分配合理，行政人员与医院各个部门的沟通较为方便，工作风险低，而临床医务人员是直接为患者提供医疗服务的群体，面临的工作风险高、工作压力大，这些都影响着临床医务人员的工作满意度。在医院，工作职务转变的可能性不大，因此应从医院管理环境入手，去改变这种情况。[5]

从医院管理角度出发，提高工作满意度可以采取以下措施：第一，注重薪酬制度的外部公平性与内部公平性，根据不同层次员工的不同特点建立科学的薪酬体系，为医院创造最大的效益。同时对员工采取多种激励形式，如提高其工作上的成就感、提升其职务、满足其对未来发展的愿景等。第二，医院在进行人事制度、分配制度等重大管理事项改革时有必要对医务人员进行调查，接受员工对改革事项及管理工作的合理化建议，做到管理措施有的放矢，体现民主管理。第三，改善工作设计，关心员工，为医务人员自身成长和发展提供平台。在工作本身方面，明确晋升通道，适当轮岗和加强培训；在领导管理方面，加强领导与员工的沟通，建立相互信任的氛围，提高医务人员的忠诚度。[6-7]第四，医院可以建立类似"员工帮助计划"（Employee Assistance Program，EAP）的临床心理服务，帮助医务人员缓解工作压力、改善工作情绪、提高工作积极性、有效处理同事关系与患者关系，使医务人员为患者提供人性化的优质服务。EAP心理服务项目可以通过外包的形式由专业的第三方心理咨询公司来推动，目前我国香港的医院及很多企业都通过这种形式来实施员工心理援助计划，以帮助员工应对危机及减轻工作压力，提高工作绩效。

参考文献

［1］陈志勇,龙文武,傅克刚.医务人员工作满意度调查研究：以江西省三级甲等医院为例的调查与分析[D].南昌：南昌大学,2008.

［2］龙浪.医务人员工作满意度评估在医院管理中的应用[J].中国药物经济学,2014,9(10)：191-192.

［3］姚娜.医务人员工作压力、职业倦怠、健康状态及人格特质特征[D].长沙：中南大学.2014.

［4］郑建林.职业倦怠与工作满意度关系研究[J].统计科学与实践,2012：24-25.

［5］施燕吉,徐爱军,朱诺.我国公立医院人事制度改革进展及思考[J].中国医院

管理,2013,33(05)：7-9.

［6］黄淇敏,顾松涛,陈志强,等.三级医院临床医生工作满意度研究[J].解放军医院管理杂志,2006,(09)：719-722.

［7］胡丹,苗豫东,薛成兵,等.江苏省医务人员工作满意度及其影响因素研究[J].中国医院管理,2016,36(08)：61-63.

　　——原载于《医学与法学》,2017,9(02)；作者：王琼,魏洋,张俊辉

医院护士多点执业态度与
意愿现状调查与分析

——以成都市三级公立医院为例

《"健康中国 2030"规划纲要》提出要推动居家老人长期照护服务发展。护士多点执业是根据人口老龄化进程加快、疾病谱的变化、健康观念的更新、医疗护理技术的快速发展、护理工作内容的增多、护理服务范畴的逐渐增大等诸多严峻的现实问题而提出的;[1]它是指具有执业资格的护士经有关部门批准,在一个医疗机构注册后可以在多个医疗机构依法执业的行为,我国试点实施护士多点执业制度,主要目的是提高护士职业价值,激发护理队伍活力,促进护理人员流动,促进区域基层护理与医疗协同发展,进一步完善居家护理服务模式,推动社会资本进入资源紧缺的护理服务领域。目前广东、北京、上海、天津等省份试点实施护士区域注册制度,相关报道与研究显示,该制度对缓解护士人力资源短缺问题起到一定作用,但在实践过程中由于护士人力资源短缺,相关法律法规还未完善,使得护士多点执业面临诸多问题。[2]

国外护士多点执业是护士工作的主要形式之一,美国的护士公司、流动护士和法国的资质护士、自由职业护士等都已形成了一种社会共识,被人们普遍接受。同时《护士执业法》《州际护士执照合约》等国外政府出台的具有法律效力的文件和政策均对社会认可护士多点执业起到了促进作用。[3]护士多点执业既能满足患者的需求,又能减少医疗机构卫生资源的浪费,使医院将有限的床位留给最需要的患者。

本文通过对成都市 7 家三级公立医院的 277 名医院临床护士进行调查，了解成都市三级公立医院护士对护士多点执业的认知现状，探索影响护士多点执业意愿的因素，并提出相应的建议，期望本文能为护士多点执业的推广提供一定的理论与实证依据，促进护士人力资源的优化配置，进而推进基层护理、居家护理与医疗协同的发展。

一、对象与方法

（一）调查对象

本次研究以成都市 7 家三级公立医院的护士为调查对象，包括四川省第五人民医院、成都市 363 医院、成都市第一人民医院、成都市第六人民医院、西部战区总医院、四川省肿瘤医院和成都市妇女儿童中心医院的临床护士人员。在每家医院采用随机抽样的方式进行调查对象的抽取，由统一培训的调查员现场调查后收回问卷，共发放问卷 302 份，回收 274 份有效问卷，有效回收率为 90.7%。调查时间：2020 年 1 月至 5 月。

（二）研究方法

1. 文献研究法

在知网、万方、维普等数据库进行文献检索，对近 10 年来的国内外文献进行查阅、综述，形成了该研究的研究现状以及研究进度的总结，了解了护士多点执业的理论研究和实践探索；在文献研究的基础上确定研究内容，设计调查问卷草本。

2. 问卷调查法

在文献研究的基础上自行设计问卷草本，并向 5 位护理专家发放专家咨询表。专家咨询表包括两部分：第一部分为专家的一般资料，第二部分为护士多点执业认知、意愿调查问卷，专家对问卷所有条目进行分析和评价，并提出修改意见。

3. 统计分析法

采用 SPSS20.0 进行数据资料的录入和分析处理。分类资料采用构成比或率表示，单因素分析时组间差异性比较采用卡方检验，两两比较采用Bonferroni法（校正检验水准 $a'=P'/n$，$n=k(k-1)/2$，$P'=0.05$，n 为比较次数），检验水准 $\alpha=0.05$。

二、结果

（一）调查对象基本状况

调查对象中女性护士较多，占 92.7％；年龄在 30 岁以下的护士较多，占 76.6％；护士职称占比最多，为 54.0％。调查对象具体情况见表 56。

表 56　调查对象基本状况

变　　量	分　　组	频数(n)	构成比(％)
性别	男	20	7.3
	女	254	92.7
年龄段(岁)	<30	210	76.6
	30～39	46	16.8
	≥40	18	6.6
学历	中专或职高	34	12.4
	大专或高职	121	44.2
	本科	101	36.9
	硕士研究生及以上	18	6.5
职称	护士	148	54.0
	护师	87	31.8
	主管护师	29	10.6
	副主任护师及以上	10	3.6
聘用类别	合同制	185	67.5
	人事代理	8	3.0
聘用类别	正式在编	56	20.4
	临时聘用	25	9.1

续　表

变　量	分　组	频数(n)	构成比(%)
是否持有省级及以上专科护士证书	是	99	36.1
	否	175	63.9
月收入(元)	<3 000	39	14.2
	3 000~4 999	123	44.9
	5 000~9 999	94	34.3
	≥10 000	18	6.6
工作时间(年)	<5	137	50.0
	5~9	77	28.1
	10~19	45	16.4
	≥20	15	5.5

（二）调查对象对护士多点执业认知的基本情况

此次调查结果显示,愿意护士多点执业的共 192 人(70.1%);有 151 人(55.1%)对护士多点执业的了解程度仅限于听说;在对护士多点执业最大受益者的认知中,有 92 人和 87 人分别认为是自己和患者,分别占 33.6% 和31.8%;对于在国内开展护士多点执业的前景,有 246 人(89.8%)认为前景是乐观的,仅有 28 人(10.2%)认为前景不乐观。关于本人是否已在进行多点执业的系统学习,有 22 人(8.0%)持肯定态度。具体情况见表 57。

表 57　调查对象对护士多点执业认知的基本情况

变　量	分　组	频数(n)	构成比(%)
是否了解护士多点执业	仅限于听说	151	55.1
	有初步的学习	84	30.7
	有进行系统学习	22	8.0
	正在(或曾经)进行相关研究	17	6.2
护士多点执业最大的受益者	所在医院	30	10.9
	第二执业医疗机构	54	19.7

续　表

变　　量	分　　组	频数(n)	构成比(%)
护士多点执业最大的受益者	自己	92	33.6
	患者	87	31.8
	政府	11	4.0
在国内开展护士多点执业的前景	前景乐观,很快推广	72	26.3
	前景乐观,困难较多,但会逐步推广	174	63.5
	前景不乐观	28	10.2
所在医院是否存在护士多点执业现状	有	146	53.3
	无	128	46.7
是否愿意多点执业	愿意	192	70.1
	不愿意	82	29.9
希望执照进行的注册管理形式	不固定在某一执业点	130	47.5
	固定注册在1所医疗机构	125	45.6
	其他	19	6.9

（三）不同特征的调查对象对护士多点执业的认知情况比较

为了进一步分析调查对象对护士多点执业的认知情况,本文对不同特征的调查对象是否愿意进行护士多点执业进行了单因素分析。检验结果显示:年龄段、文化程度、职称、是否持有省级及以上专科护士证书、月收入、工作时间等因素之间的差异有统计学意义（$P<0.05$）,其中持有省级及以上专科护士证书的调查对象对护士多点执业的认可率比没有持省级及以上专科护士证书的调查对象对护士多点执业的认可率高;不同性别、聘用类别的调查对象之间的差异无统计学意义（$P>0.05$）。具体情况见表58。

对表58中有统计学意义的多分类变量进一步采用Bonferroni法做两两比较,结果显示,年龄段30～40组与>40组、中专或职高及以下与大专或高职、中专或职高及以下与本科、工作时间5～9年组与≥20年组等差异具有统计学意义。具体情况见表 59。

表 58　影响调查对象是否愿意护士多点执业的单因素分析

因素	分　　组	人数	愿意人数	认可率（%）	χ^2 值	P 值
性别	男	20	15	75.0	0.240	0.632
	女	254	177	69.7		
年龄段（岁）	<30	210	143	68.1	6.876	0.036
	30～40	46	39	84.8		
	>40	18	10	55.6		
文化程度	中专或职高及以下	34	31	91.2	13.013	0.005
	大专或高职	121	77	63.6		
	本科	101	68	67.3		
	硕士及以上	18	16	88.9		
职称	护士	148	110	74.3	10.800	0.013
	护师	87	63	72.4		
	主管护师	29	13	44.8		
	副主任护师及以上	10	6	60.0		
聘用类别	合同制	185	131	70.8	4.792	0.188
	人事代理	8	6	75.0		
	正式在编	56	34	60.7		
	临时聘用	25	21	84.0		
是否持有省级及以上专科护士证书	是	99	81	81.8	10.197	0.001
	否	175	111	63.4		
月收入（元）	<3 000	39	35	89.7	10.989	0.015
	3 000～4 999	123	81	65.9		
	5 000～9 999	94	61	64.9		
	≥10 000	18	15	83.3		

续 表

因素	分 组	人数	愿意人数	认可率（%）	χ^2 值	P 值
工作时间（年）	＜5	137	100	73.0		
	5～9	77	43	55.8	13.135	0.004
	10～19	45	35	77.8		
	≥20	15	14	93.3		

表 59　Bonferroni 法分析结果表

因素	分 组	人数	愿意人数	认可率（%）	χ^2 值	P 值
年龄段（岁）	30～40	46	39	84.8	6.159	0.013
	＞40	18	10	55.6		
文化程度	中专或职高及以下	34	31	91.2	9.528	0.002
	大专或高职	121	77	63.6		
	中专或职高及以下	34	31	91.2	7.399	0.007
	本科	101	68	67.3		
工作时间（年）	5～9	77	43	55.8	7.486	0.006
	≥20	15	14	93.3		

（四）调查对象对护士多点执业的看法

1. 调查对象对护士多点执业意愿的影响因素

调查结果显示，影响调查对象对护士多点执业意愿的益处因素由高到低依次是增加个人收入、体现自我价值、工作具有更多的自主性和灵活性、有更好的个人职业发展途径、发挥专科护士作用，其比例分别为 21.4%、21.1%、20.3%、20.1%、17.1%；影响调查对象对护士多点执业意愿的弊端因素由高到低依次是护理本职工作负担重、担心职业风险和安全问题、担心在受聘医院的权益受影响、担心个人能力不足、觉得没有进行多点执业的必要，其比例分别为 25.7%、24.3%、22.6%、17.1%、10.3%。具体情况见表 60。

表 60　医院护士对护士多点执业意愿的影响因素表

	护士对护士多点执业意愿的影响因素	n	应答次数（％）	应答人数（％）
益处	增加个人收入	163	21.4	59.5
	工作具有更多的自主性和灵活性	155	20.3	56.6
	体现自我价值	161	21.1	58.8
	有更好的个人职业发展途径	153	20.1	55.8
	发挥专科护士作用	130	17.1	47.4
	合计	762	100	278.1
弊端	护理本职工作负担重，无暇顾及	173	25.7	63.1
	担心职业风险和安全问题	164	24.3	59.9
	担心在受聘医院的社保、薪酬福利、晋升等受影响	152	22.6	55.5
	担心个人能力不足	115	17.1	42.0
	觉得没有进行多点执业的必要	70	10.3	22.5
	合计	674	100	243

2. 调查对象支持护士多点执业的具体形式

调查对象对护士多点执业具体形式的支持度由高到低依次是兼职为患者提供上门的居家护理服务、在第一执业点之外的其他医院兼职、兼职在基层开设专科护理门诊、不在固定医疗机构注册而是自主选择多点执业形式、其他形式，其比例分别为 25.7％、24.2％、19.5％、18.9％、11.7％。具体情况见表 61。

表 61　医院护士支持护士多点执业的具体形式表

医院护士支持多点执业的具体形式	n	应答次数（％）	应答人数（％）
兼职在基层开设专科护理门诊	128	19.5	46.7
在第一执业点之外的其他医院兼职	159	24.2	58.0
兼职为患者提供上门的居家护理服务	169	25.7	61.7
不在固定医疗机构注册，自主选择多点执业形式	124	18.9	45.3
其他	77	11.7	28.1

3. 调查对象对完善护士多点执业的看法

调查对象在护士多点执业的完善方面给政府和医院提出了相应的建议，其中对政府的建议排在前三位的是建立健全护士保障体系、完善相关法律法规、提供相应保险并加强医院协议管理；对医院的建议排在前三位的是提供职业发展空间和权力、完善护士多点执业管理制度、减轻护士工作负担。具体情况见表62。

表62 医院护士对完善护士多点执业的建议

医院护士对完善多点执业的建议		n	应答次数（%）	应答人数（%）
对政府的建议	完善相关法律法规	146	14.8	53.3
	提供相应保险、加强医院协议管理	125	12.7	45.6
	建立健全护士保障体系	164	16.6	59.9
	加强行政监管、科学规划	109	11.1	39.8
对医院的建议	完善护士多点执业管理制度	159	16.1	58.0
	提供职业发展空间和权力	174	17.6	63.5
	减轻护士工作负担	100	10.1	36.5
	其他方面	9	0.9	3.3

三、结论

（一）医院护士对护士多点执业的看法

本次分析结果显示，护士多点执业的认同率占此次调查总人数的70.1%。其原因主要是以下两方面：

一方面，从政府政策鼓励角度出发，护士多点执业政策处于试点起步阶段，国家从政策根本上保证了护士多点执业的合法性和积极性，这是护士多点执业认可度高的原因之一。过半的护士（53.3%）所就职的医院鼓励护士多点执业，在宏观政策上，总体呈现支持护士多点执业的现状。

另一方面，从护士个人收入角度出发，过半的护士（59.1%）月收入在五千元以下,同时影响护士多点执业的前两位益处因素便是增加自我收入(应答次数 21.4％)和体现自我价值(应答次数 21.1％);由大部分有省级及以上专科护士证书的调查对象(81.8％)更愿意进行护士多点执业可直接判断出增加个人收入、实现自我价值是多点执业认同率高的直接原因。

（二）医院护士对护士多点执业的认知情况及影响因素分析

本次调查结果显示,成都市医院护士对于护士多点执业的了解程度中,仅限于听说组和有初步的学习组共有 235 名,占比为 85.8％,整体认知水平程度不高。医院护士对护士多点执业的认同率随学历呈“V”字形变化:低学历组认同率最高,第二学历组到最高学历组认同率不断升高。对于是否愿意进行护士多点执业,只有 29.9％的调查对象持否定回答,这显示出成都市医院护士认为护士多点执业的实施情况较乐观,这也与政府出台的有关鼓励护士多点执业的政策要求相符合。

关于医院护士对护士多点执业的意愿情况,本文利用卡方及 Bonferroni 法进行了分析,分析结果显示:持有专科护士证书的调查对象的认可率高于未持有专科护士证书的调查对象的认可率,年龄在 30～40 岁、工作时间为≥20 年、月收入＜3 000 元的调查对象的认可率比其他组高;最低学历组和最高学历组的认可率高于其他学历组,这可能与最低学历组调查人数偏少有关,因此造成与普遍情况不符的结果,同时也与社会阅历或经历、信息来源等因素有关。职称方面,护士的认可率高于护师、主管护师和副主任及以上级别的护师,这与本次高职称护士调查人数过少有关,但各种职称的调查对象对护士多点执业的认可率均偏高(最低 60.0％,最高 74.3％),这与其具有较强的专业自信、更愿意通过多点执业的形式发挥所学并增加个人收入和实现自我价值有着密不可分的关系。

（三）医院护士对护士多点执业的意愿影响因素分析

从宏观上讲,护士多点执业对优化护理资源配置有着一定的调节作用。在众多调节措施中,增加个人收入对大部分的低收入护士人群(月收入低于5 000 元的护士人群占比为 59.1％)有着绝对的吸引力,同时根据护士月收入的金字塔型判断,低收入但却承担着大部分基础护理工作的人群占据了护士总人数的一半左右,这对于护士多点执业起到了巨大的推动作用。

从微观上讲,护士多点执业的具体形式中,兼职为患者提供上门的居家护理服务占据了榜首,这或许和现在护士工作时间的不确定性有关,护士没有较多且固定的空闲时间,而上门的居家服务在时间上具有足够的灵活性。同时兼职在基层开设专科护理门诊和不在固定医疗机构注册而是自主选择多点执业两种形式有着几乎一致的认可度,本文认为这与调查对象自身的护理技术水平、抗风险能力有着密切的关系。除此之外,调查分析发现有一部分护士对个人能力持怀疑态度,认为其不足以胜任多点执业的工作,这可能和医院平时的护理培训工作不到位、护士的护理知识学习不够深入有着直接的关联。

（四）医院护士对完善护士多点执业的建议分析

本次调查数据显示,调查对象在对完善护士多点执业的建议中,将政府层面的建立健全护士保障体系和医院层面的为护士提供更大的职业发展空间和权力排于第一位,即将对从根本上为护士多点执业起支撑作用的政府政策、医院措施的关注度排于第一位,希望医院能够改革管理模式,有关方面能解决其可能因多点执业而失去单位保障的后顾之忧。

原因主要有两点:一是在影响护士对护士多点执业意愿的因素中,工作具有更多的自主性和灵活性(益处,应答次数排第三位)与担心职业风险和安全问题(弊端,应答次数排第二位)分别对应医院对护士工作的管理模式和政府政策对护士多点执业的支持度两个方面,政府和医院对护士多点执业的支持力度起决定性作用;二是在护士多点执业本身所具有的单一性和复杂性方面,执业知识是固定的以护理为主框架的知识,由于需要为护士提供不同的执业方式和执业环境,这就进一步增加了很多执业中的不确定性和潜在的风险性,只有政府的政策和医院的管理措施能从根本上减少这样的隐患。

四、建议

此次调查研究分析发现,成都市医院护士对护士多点执业的认知度不高，对有关政府政策、医院措施也不是很了解，但对于开展护士多点执业的前景却抱有足够的乐观态度，绝大部分护士对此持支持态度。为促进成都市护士多点执业的进一步推广，本文在调研基础上提出政府、医院、护士三个层面的建议，希望本研究能为政府科学决策提供一定参考。[4-11]

（一）建议与对策

1. 充分利用社交平台、新闻媒体等途径进行定时宣传

分析结果显示，成都市公立医院的医院护士对护士多点执业的认知程度并不高，这与此项政策处于起步推广阶段有着较为明显的关系。因此，护士多点执业所涉及的各个政府部门都需要加大宣传力度，利用自己的优势，借助微信公众号、微博等宣传平台进行持续性地宣传。以工作年限较长、工作经验足、社会阅历丰富的护士人群为重点的宣传对象，有针对性地对护士多点执业的政策和提升护理质量的学习途径与机会加以宣传，使其深入人心。

2. 及时有效地建立支持护士多点执业的各项法律法规和政策

护士多点执业政策的有效实施需要由政府牵头完善法律法规、社会保险、社会安保、津贴补助等方面。一是建立健全护士保障体系，保障执业点的工作环境和安全；建立专门用于保护护士多点执业的相关保险，降低护士多点执业的风险。二是建立完善的法律法规，以此来约束和保护护士多点执业的有关行为。

3. 建立多级医院合作框架，将更多优质护士输送到基层医疗卫生机构

缓解护理人力资源的紧缺状况需要医院与政府合作。政府需要加强与三级医院的沟通合作，建立一个多点执业合作框架，二级医院、三级医院为多点执业护士的主要输出方，基层医疗卫生机构为多点执业护士的主要接收方，尽最大可能在保证护士既得利益的基础上，将更多的优质护理人力资源下沉，真正实现护理人力资源的配置优化，缓解社会护理人力资源的紧缺状况。同时，各医院之间也应多进行沟通交流，将多点执业信息往下沉，不断收集护士人群对多点执业的反馈并对不足的地方加以改善，使得这项在护理领域的改革能起到真正的作用，促进护士多点执业良好长久的发展。

（二）对医院的建议

1. 重视院内护士的质量培训

调查结果显示，院方影响开展护士多点执业的因素较多，主要是官方合作的多点执业数、院方为护士提供学习与培训的机会和途径、院方对护士的管理是否灵活多变、工作量的大小等原因。对此，三级医院管理者应该有长远的战略眼光，作为开展护士多点执业的实际获益方和参与方，院方吸引优秀护士到医院进行有关执业活动，可以为医院创造出更多的效益。医院应给予护士职业发展空间和权力，多提供给护士培训学习的机会和途径，以提高护士的业务能力与技术水平。

2. 主动创造护士多点执业的条件和机会

从为国家、社会培养更多优秀护士的方面看，三级医院肩负着最重要的责任。所以三级医院更需要以可持续发展的辩证思维来看待这场由政府牵头在护理领域进行的重大改革举措。护士多点执业对于医疗行业的整体发展是有利的，因此，三级医院应该注重完善护士多点执业管理制度、建立医院之间的官方合作关系、合理安排护士工作时间，让护士有时间和精力进行多点执业。

（三）对医院护士的建议

1. 加强对政府政策与护理技能的学习

在调查访谈中，我们发现护士希望通过院方获得更多的护理知识培训机会，并且学习政策的意愿较强，护士与院方都需要转变思想观念，护士也需加强自主学习，一个正常的、良性的自发学习环境的形成，不仅有利于护士自我能力的提升，还有利于护患关系的改善。

2. 分清主次工作的顺序

在多点执业的实践过程中，院方需要对推广护士多点执业而造成的院方管理难度增加和护理质量降低问题保持高度的警惕。为杜绝此类问题的发生，需要加强护士对本职工作的认可度和满意度，使护士分清主次工作顺序，同时也需要护士加强自身职业道德教育，提高自身职业道德水平；在满足护士自身利益的基础上，尽最大可能避免因进行多点执业而造成的对第一执业机构工作上的不利影响。

参考文献

［1］孙迪,张旭,侯秀欣.护士多点执业认知的质性研究［J］.护理学杂志,2018,33(12)：52-55.

［2］余思萍,孙鸿燕,刘连,等.我国护士多点执业面临的问题及建议［J］.护理研究,2018,32(04)：613-615.

［3］尹敏,李峥.美国护士执业现状及对国内护士多点执业的思考［J］.中国护理管理,2017,17(11)：1577-1581.

［4］郭燕红.加快护理专业发展 提升人民健康水平［J］.中华护理杂志,2017,52(1)：6-7.

［5］丁芸.医改背景下医生多点执业的预期及研究：以上海市为例［D］.上海：复旦大学,2014.

［6］纪京昀,吴芳群,李靖.护士多点执业认知的调查与分析［J］.中华护理杂志,2017,52(1)：115-118.

［7］唐喻莹,徐杉,李娜,等.护士多点执业的利弊分析与建议［J］.中华护理杂志,2017,52(1)：119-122.

［8］高炜.先稳定现有护士队伍［J］.中国卫生,2015(9)：53.

［9］刘宇.美国护士执业啥模式［J］.中国卫生,2015(9)：54-55.

［10］屈欢,姜桂春,董雯.护理学科发展及人力资源现状调研分析与思考［J］.中国护理管理,2016,16(8)：1086-1091.

［11］徐奕旻,吴瑛,张艳,等.全国医院护士人力资源现状的调查［J］.中华护理杂志,2016,51(7)：819-822.

泸州市公共场所从业人员
急救知识现状调查研究

公众现场急救水平体现了一个国家或地区的医疗水平。然而，当下我国的公众现场急救并没有得到政府与社会的足够重视，呈现出紧急状况不敢救与由于急救不规范对被救者造成二次伤害并存的状态，使人群的健康面临严峻的挑战。公共场所人员作为"第一目击者"，应该掌握更多的急救知识，以便及时应对场所内发生的急救等突发公共卫生事件，与医疗急救体系相协调，实施科学、规范的紧急救助。[1]

本次调查采用匿名问卷现场调查，采取多阶段分层整群方便抽样，以分层抽样结合整群抽样的方法抽取泸州市江阳区 3 个、龙马潭区 3 个、纳溪区 3 个、泸县 2 个、合江县 2 个、叙永县 2 个、古蔺县 2 个共计 17 个乡镇/街道作为调查地区，再通过方便抽样在每个乡镇/街道抽取调查对象进行调查。调查对象分为 4 个不同层面的人群，包括特殊岗位人员（警察、消防员、乘务员、医务人员）、公共场所从业人员（服务人员、后勤人员、行政管理人员）、普通人群（个体经营者、无正式工作、其他）、在校学生（在校大学生、在校中学生）。

一、结果

（一）调查对象基本情况

本次调查共纳入 767 名调查对象，其中男性 432 人（56.3%），女性 335

人(43.7%);各年龄段分布较为均衡,16～24 岁 204 人(26.6%),25～44 岁 266 人(34.7%),45～59 岁 223 人(29.1%),60 岁及以上 74 人(9.6%);教育程度集中于专科,共 319 人,占比 41.6%;职业集中于公共场所从业人员,共 318 人,占比 41.5%。详见表 63。

表 63　调查对象社会人口学特征统计表

人口学特征	类　　别	频数(人)	构成比(%)
性　别	男	432	56.3
	女	335	43.7
年龄(岁)	16～24	204	26.6
	25～44	266	34.7
	45～59	223	29.1
	60 及以上	74	9.6
教育程度	小学及以下	75	9.8
	初中	77	10.0
	高中	112	14.6
	专科	319	41.6
	本科及以上	184	24.0
职　业	特殊岗位人员	122	15.9
	公共场所从业人员	318	41.5
	普通人群	224	29.2
	在校学生	103	13.4

(二)调查对象得分情况

参考《标准急救护理速查手册(普及版)》,问卷急救基本知识分为心肺复苏、心跳呼吸骤停、肢体骨折、包扎止血、气道梗阻人员昏迷、中毒抢救、其他 7 个部分,按回答正确与否分别赋分,正确计 1 分,错误计 0 分,总分 22 分。总体得分相对集中于 7～9 分和 4～6 分两个区间,分别为 259 人(33.8%)、203 人(26.5%);详见表 64。其中知晓率最高的前三题为包扎止血(74.2%)、血液循环判断(74.1%)、中毒急救(66.4%);知晓率最低的三题为自动体外除颤仪使用(13.6%)、心脏骤停辨识(15.4%)、昏迷急救(23.3%),详见表65。

表 64 调查对象得分情况统计表

区　　间	频数(人)	构成比(%)
0~3	17	2.2
4~6	203	26.5
7~9	259	33.8
10~12	147	19.2
13~15	34	4.4
16~18	3	0.4
19~21	79	10.3
22	25	3.2
合计	767	100.0

表 65 调查对象急救知识及急救技能的正确认知情况统计表(频数/构成比)

类　　别		特殊岗位人员	公共场所从业人员	普通人群	在校学生	合计
心肺复苏	胸外按压部位	100(82.0)	75(23.6)	18(8.0)	12(11.7)	205(26.7)
	胸外按压与人工呼吸比例	107(87.7)	105(33.0)	92(41.0)	75(72.8)	379(49.4)
	自动体外除颤仪使用	81(66.4)	7(2.2)	2(0.9)	14(13.6)	104(13.6)
心跳、呼吸骤停	心脏骤停辨识	99(81.1)	13(4.1)	4(1.8)	2(1.9)	118(15.4)
	人工呼吸	13(10.7)	159(50.0)	107(47.8)	34(33.0)	313(40.8)
	有效表现	105(86.1)	186(58.5)	96(42.9)	63(61.2)	450(58.7)
肢体骨折	骨折处理	102(83.6)	113(35.5)	85(37.9)	22(21.4)	322(42.0)
	搬运	112(91.8)	181(56.9)	65(29.0)	38(36.9)	396(51.6)
	固定	110(90.2)	173(54.4)	77(34.4)	46(44.7)	406(52.9)

类　别		特殊岗位人员	公共场所从业人员	普通人群	在校学生	合计
包扎止血	包扎止血	112(91.8)	215(67.6)	153(68.3)	89(86.4)	569(74.2)
	异物刺伤	104(85.2)	116(36.5)	76(33.9)	24(23.3)	320(41.7)
	血液循环判断	119(97.5)	227(71.4)	136(60.7)	86(83.5)	568(74.1)
气道梗阻人员昏迷	气道栓塞判断	105(86.1)	52(16.4)	41(18.3)	4(3.9)	202(26.3)
	气道梗阻救助	105(86.1)	98(30.8)	59(26.3)	50(48.5)	312(40.7)
	昏迷急救	62(50.8)	62(19.5)	38(17.0)	17(16.5)	179(23.3)
中毒抢救	中毒急救	105(86.1)	201(63.2)	113(50.4)	90(87.4)	509(66.4)
	一氧化碳	102(83.6)	92(28.9)	68(30.4)	31(30.1)	293(38.2)
	有机磷农药	102(83.6)	91(28.6)	90(40.2)	31(30.1)	314(40.9)
其他	烫伤	109(89.3)	78(24.5)	51(22.8)	38(36.9)	276(36.0)
	异物入眼	94(77.0)	59(18.6)	54(24.1)	21(20.4)	228(29.7)
	动物咬伤	110(90.2)	127(39.9)	94(42.0)	43(41.7)	374(48.8)
	急救药物	104(85.2)	56(17.6)	64(28.6)	35(34.0)	259(33.8)

（三）调查对象获取急救知识的途径及急救经历调查情况

调查发现,767名调查对象获取急救知识的途径相对集中于网络和电视、广播,两者分别占比74.3%、61.9%。在众多途径中,占比最低的为与他人交流,仅8.0%,其次为参加急救培训,仅14.4%。

在经历过急救培训的111名被调查者中,参加培训的次数集中于一次,共53人,占比47.7%;在培训类型上集中于单位出资,共102人,占比91.8%;在培训时间上,以业余/课余时间培训为主,共75人,占比67.5%;在培训方式上,情景模拟练习为主流方式,共106人,占比95.4%;在培训地点上,集中于工作单位/学校,共74人,占比66.6%;详见表66。

（四）调查对象急救培训需求

调查发现,在急救知识普及的必要程度上,有724人认为非常有必要,占比为94.4%;在培训意愿上,愿意参加培训的有646人,占比84.2%;对于

表 66 调查对象参加急救培训情况统计表

类	别	频数(人)	百分比(%)
参加培训次数	一次	53	47.7
	两次	26	23.4
	三次	11	9.9
	四次及以上	21	18.9
培训类型	单位出资	102	91.8
	政府举办	7	6.3
	社会组织义务培训	13	11.7
	学校组织	3	2.7
培训的时间	集中培训	36	32.4
	业余/课余时间培训	75	67.5
培训方式	讲座	43	38.7
	情景模拟	106	95.4
	通过资料自学	15	13.5
培训地点	医院	58	52.2
	工作单位/学校	74	66.6
	组织机构指定地点	18	16.2

急救培训费用的承担者,认为应由政府承担的占比最高,达到 48.6%;对于急救培训应多久进行一次的问题,以半年进行一次占比最高,达到 59.6%;对于培训时间,集中培训占比最高,达到 60.0%;对于培训方式,希望通过情景模拟练习培训的占比最高,达到 60.2%;对于培训地点,希望在医院培训的占比最高,达到 49.4%;详见表 67。

利用卡方检验进行单因素分析后发现调查对象是否愿意参与急救培训在性别、年龄、教育程度、职业 4 个影响因素上的差异有统计学意义($P <$ 0.05),详见表 68。

表 67　调查对象急救培训需求表

类　　别		频数(人)	构成比(%)
普及的必要性	非常有必要	724	94.4
	有必要	11	1.4
	一般	29	3.8
	没必要	3	0.4
	完全没必要	0	0.0
培训意愿	愿意	646	84.2
	不愿意	121	15.8
费用出资	政府出资	373	48.6
	单位出资	106	13.8
	政府与单位按比例出资	285	37.1
	自费	4	0.5
培训频率	半年一次	457	59.6
	一年一次	276	36.0
	两年一次	30	3.9
	三年一次	4	0.5
培训时间	集中培训	460	60.0
	业余/课余时间培训	307	40.0
培训方式	讲座	204	26.6
	情景模拟练习	462	60.2
	通过资料自学	101	13.2
培训地点	医院	379	49.4
	工作单位	192	25.0
	组织机构指定地点	196	25.6

（五）公共场所人员参与现场急救的意愿与顾虑

调查发现,调查对象愿意在紧急情况下对伤员进行急救的有 564 人,占 73.5%。对于调查对象参与急救的顾虑,表示未学习过急救技能,不知道

表 68　调查对象是否愿意参与急救培训的单因素分析表

因　　素		是否愿意参与急救培训(%)		χ^2 值	P 值
		愿意	不愿意		
性别	男	87.0	13.0	5.890	0.015
	女	80.6	19.4		
年龄(岁)	16～24	90.7	9.3	12.660	0.005
	25～44	85.0	15.0		
	45～59	79.8	20.2		
	60 及以上	77.0	23.0		
教育程度	小学及以下	81.3	18.7	14.799	0.005
	初中	77.9	22.1		
	高中	92.0	8.0		
	专科	87.1	12.9		
	本科及以上	78.3	21.7		
职业	特殊岗位人员	100.0	0.0	31.265	<0.001
	公共场所从业人员	78.3	21.7		
	普通人群	83.9	16.1		
	在校学生	84.5	15.5		

怎样救助的调查对象有 583 人,占被调查者的 76.0%;表示学习过相关技能,但没信心做好的调查对象有 84 人,占被调查者的 11.0%;表示担心承担法律或经济后果的调查对象有 548 人,占被调查者的 71.4%;表示完全没有顾虑的仅 47 人,占被调查者的 6.1%;详见表 69。

表 69　调查对象参与现场急救的意愿及顾虑统计表

类　　别		频数(人)	构成比(%)
参与意愿	愿意	564	73.5
	不愿意	203	26.5

续　表

类　　别		频数(人)	构成比(%)
参与顾虑	未学习过急救技能,不知道怎样救助	583	76.0
	学习过,但没信心做好	84	11.0
	担心承担法律或经济后果	548	71.4
	没有顾虑	47	6.1

利用卡方检验进行单因素分析后发现调查对象是否愿意参与现场急救在性别、年龄、教育程度、职业 4 个影响因素上的差异有统计学意义($P<0.05$),详见表 70。

表 70　调查对象是否愿意参与现场急救的单因素分析表

因　　素		是否愿意参与现场急救(%)		χ^2 值	P 值
		愿意	不愿意		
性别	男	74.3	25.7	16.38	<0.001
	女	60.6	39.4		
年龄(岁)	16～24	80.9	19.1	22.28	<0.001
	25～44	64.3	35.7		
	45～59	65.5	34.5		
	60 及以上	56.8	43.2		
教育程度	小学及以下	56.0	44.0	18.25	0.001
	初中	64.9	35.1		
	高中	79.5	20.5		
	专科	72.1	27.9		
	本科及以上	61.4	38.6		
职业	特殊岗位人员	94.3	5.7	77.54	<0.001
	公共场所从业人员	54.4	45.6		
	普通人群	67.0	33.0		
	在校学生	83.5	16.5		

（六）公共场所人员急救知识知晓度的二元 Logistic 回归分析

统计调查对象在问卷急救基本知识部分的得分。题目总分 22 分，以题目总分（22 分）×60％＝13.2 为界限，将总分大于等于 13.2 分的计为"及格"，小于 13.2 分的计为"不及格"，从而将公共场所人员急救知识知晓度划分为"及格""不及格"两个维度。再将及格与否作为因变量，选取性别、年龄、教育程度、职业为因变量进行二元 Logistic 回归分析（前进法）。结果显示，教育程度对公共场所人员急救知识知晓度具有正向的影响作用，教育程度越高的公共场所人员，急救知识知晓度越高，较高教育程度的调查对象急救知识知晓度是较低教育程度调查对象的 7.111 倍；特殊岗位人员相对于公共场所从业人员，其对急救知识的知晓程度是后者的 91.289 倍；详见表 71。

表 71　公共场所人员急救知识知晓度的二元 Logistic 回归模型分析表

变　量	回归系数	标准误	Wald 卡方值	自由度	P 值	比值比	95％置信区间	
							下限	上限
性别	0.665	0.394	2.846	1	0.092	1.945	0.898	4.213
年龄	−0.450	0.254	3.149	1	0.076	0.637	0.388	1.048
教育程度	1.962	0.340	33.216	1	<0.001	7.111	3.649	13.858
特殊岗位人员			148.812	3	<0.001			
公共场所从业人员	4.514	0.560	65.009	1	<0.001	91.289	30.469	273.507
普通人群	−1.418	0.553	6.575	1	0.010	0.242	0.082	0.716
在校学生	−1.237	0.725	2.916	1	0.088	0.290	0.070	1.201
常量	−10.372	1.637	40.147	1	<0.001	0.000		

二、讨论

（一）急救知识、技能认知情况堪忧，急救培训服务体系建设刻不容缓

公共场所人员如能对患者实施科学规范的现场急救，满足危急重伤病

员的现场急救需要，将可以极大提高抢救的成功率，降低死亡率和伤残率。然而此次调查发现，泸州市公共场所人员的急救知识、技能认知情况堪忧，其不能正确掌握心肺复苏技能，对肢体骨折、气道梗阻、昏迷、中毒、烫伤、异物入眼、动物咬伤等情况不能正确应对。在767名被调查者中，仅13.6%的被调查者知晓如何使用自动体外除颤仪，未接触过、不了解如何使用自动体外除颤仪的被调查者比例很高。此外调查发现公众难以正确应对日常生活中发生频率较高且需立即进行现场急救的伤害，如常见的烫伤处理，正确的处理方式应该是用缓慢及流动的冷水冲洗烫伤部位以降低烫伤皮肤的温度，而选择该项的调查对象仅占36.0%，更多的人选择用冰敷的方式来处理烫伤，但冰敷会对伤口造成二次伤害。对于人员昏迷的处理，有470人选择了掐人中的方式进行救助，占回答总数的61.3%，但相关实验研究显示，掐人中对于昏迷救助并无显著效果。因此，建立一套长期、有效、规范化的急救知识培训服务体系刻不容缓。[2]

（二）急救知识获取途径多样，培训意愿强烈

调查结果显示，公众主要通过网络和电视、广播获取急救知识，但缺少专业的、科学的、规范的、系统的急救知识和技能培训。接受过专业系统的急救培训的仅有14.5%的调查对象。这一方面显示出公众对急救培训的重视度不高，另一方面也显示出组织急救培训的相关责任人对急救培训的推广力度不足。调查结果显示，94.4%的调查对象认为在工作/学习中普及急救知识非常有必要；84.2%的调查对象表示愿意参加急救培训，这显示出开展急救培训的可行性。

（三）参与现场急救意愿与顾虑并存，法律缺失阻碍施救

调查结果显示，73.5%的调查对象表示在条件允许的情况下愿意主动参与急救。但在愿意主动参与急救的同时调查对象还有"未学习过急救技能，不知道如何救助""担心承担法律或经济后果""学习过，但没信心做好"的顾虑；而与之相对的，表示没有顾虑的调查对象仅47人，占比仅6.1%。这不仅反映出急救培训的迫切性，还提示我们在鼓励、支持、引导公众对急危重患者实施紧急现场救护的同时还应使紧急现场救护行为受到法律的保

护，以减少公众的救护顾虑。

三、建议

（一）构建持续性、规范化的急救培训服务体系

建议制定明确的急救培训机构的准入标准，规范培训机构的服务，保证培训机构能对公众提供持续、规范的培训服务；同时，需要明确培训机构的监督管理机构，使培训得到规范的管理和监督，保证培训的质量。[3]

建议对培训内容和考核要求的标准进行统一，防止因标准不一而出现学习者知识混乱的情况，保证所有通过培训考核的学员都能具备符合要求的急救水平。

此外，还应创新培训方式，提供多元的培训服务，提高公众的参与积极性。针对不同的人群和不同的教育程度，分层次、分类别、分内容地开展培训，培训还应注重技能的实践，培训的目的不仅仅是知识的普及，还有技能的掌握。

对于通过培训考核的学员颁发社会急救员证书，对培训学员的能力进行认证，当急救员培训达到一定规模后，还可结合本市实际情况对公众的急救义务进行进一步的规范，提高公众对危急重患者的现场救护参与度，提高抢救的成功率，降低死亡率和伤残率。[4]

（二）纠正错误信息，正确宣教，加强同伴教育，广泛宣传，注重引导

调查发现，网络和电视、广播是公众获取急救知识的主要途径，网络媒体的发展使得信息交流更加便捷，知识、信息的获取也更加容易。[5]但在带来便利的同时，繁杂的信息也增加了信息受众对信息正确性的辨识难度，导致错误的急救知识被公众接受。故应对网络信息进行管理，阻止错误信息的蔓延，正确宣教；建议依托各大医院的宣传平台，如医院的微信公众号，借助公众对医院的信任和医院的权威性，发布正确的信息，普及权威的急救知识。

建议加强同伴教育，推动急救知识进校园、进社区、进乡村、进家庭，使急救教育的覆盖范围进一步扩大，达到一人学习、多人受益的效果。针对不同人群的特点，研究设计适宜的急救知识教学内容，建立课堂教育与课外活

动相衔接的教学方法,开展急救知识技能的普及活动,提升公众急救素养,发挥校园教育在家庭中的积极影响。[6]

同时还需要加大宣传力度,广泛宣传,注重引导。加强与医院、卫生行政部门、学校的协作,综合利用报刊、课堂、各类新媒体平台等广泛开展宣传,积极引导;组织急救专家开展多种形式的公共场所急救宣传,引导社会公众科学认识急救、学习急救、参与急救。[7]在乡镇、社区等基层单位以及基层医疗卫生机构建设急救知识角,通过急救知识展板、阅报栏、宣传墙、漫画等形式,开展急救宣传。发挥新媒体的优势,如宣传短片、微信文章、抖音小视频等,打造宣传核心,建立完善宣传矩阵,提高整体宣传能力,增强公众的自救互助意识。[8]

参考文献

［1］王坤,刘兰秋,王亚东.试论公众现场急救[J].首都医科大学学报(社科版),2008：187－188.

［2］周雅玲.错误急救可能"要命"[J].甘肃日报,2013,(1)：13－15.

［3］史晓伟,张新定.国内外现场急救知识与技能普及的现状[J].现代预防医学,2015,42(16)：2961－2963.

［4］付忻,冯铁男,姜成华.社区卫生人员现场急救认知现状调查[C].//2015第十一届全国中西医结合灾害医学大会暨江苏省中西医结合学会第二届灾害医学学术会议论文集.2015：70－74.

［5］史晓伟,张新定.国内外现场急救知识与技能普及的现状[J].现代预防医学,2015,42(16)：2961－2963.

［6］李玉娟,刘兰秋,关丽征,等.公共场所从业人员急救义务责任的探讨[J].中国全科医学,2009,12(14)：1312－1314.

［7］艾黄,冯清秀,黄丽梅,等.我国城市居民急救知识普及的趋势与对策[J].社区医学杂志,2012,10(02)：60－61.

［8］李红霞.黄石市公众现场急救知识与技能调查[J].医学与社会,2011,24(02)：66－68.

——原载于《统计与管理》,2021,36(11);作者:孙雪,蒲凡。

某医学院校在校大学生急救知识
认知情况调查及现状分析

当前，我国正处在经济的快速发展期和社会转型期，自然灾害频发，事故灾难、社会安全和突发公共卫生事件不断增加，[1]人们的生命也因此受到威胁。在事故发生时，院前急救可谓争分夺秒，尤为重要。第一目击者以一般公认的医学原则为基础，在事发现场对患者实施初步的救助或救护，对抢救患者生命、改善病情、减轻痛苦、提高生命质量具有重要意义。[2]在我国医疗急救资源达不到社会需求的"大救援"观念的情况下，建立一个"第一目击者"群体显得尤为迫切。大学生尤其是医学院校的大学生是急救社会化的重要群体。

一、对象

本调查采用自编式问卷对某医学院校进行了调查，共发放问卷130份，收回有效问卷127份，有效收回率为97.7%。其中在医学专业的同学中收回有效问卷66份，在非医学专业的同学中收回有效问卷61份。

二、结果

（一）人口学特征

此次调查研究的调查对象中，男生45名（35.4%），女生82名（64.6%）；年龄在22～24岁；医学专业66名（52.0%），非医学专业61名（48.0%）。

（二）急救基本概念的掌握情况

调查对象对于"黄金四分钟"和"第一目击者"概念的了解程度较差，非常了解并且能准确说出相关内容的均仅有 4 人(3.1%)。心肺复苏概念掌握情况略好，非常了解并且能准确说出相关内容的有 18 人(14.2%)、基本了解的为 53 人(41.7%)，具体详见表 72。

表 72　调查对象对急救基本概念的掌握情况

基本概念	分　　类	人数（构成比）
黄金 4 分钟	完全没听过	32(25.2%)
	听说过但不了解	67(52.8%)
	基本了解	24(18.9%)
	非常了解并且能准确说出相关内容	4(3.1%)
第一目击者	完全没听过	23(18.1%)
	听说过但不了解	68(53.6%)
	基本了解	32(25.2%)
	非常了解并且能准确说出相关内容	4(3.1%)
心肺复苏	完全没听过	10(7.9%)
	听说过但不了解	46(36.2%)
	基本了解	53(41.7%)
	非常了解并且能准确说出相关内容	18(14.2%)

（三）急救知识认知情况

调查问卷中的急救知识共 22 道题，每道题赋值为 1 分，答错为 0 分，总分为 22 分。试题分为急救基础知识题、肢体骨折、止血包扎、中毒抢救、溺水急救、心脏呼吸骤停、心肺复苏 7 个部分（除心肺复苏为 4 题外，其余均为 3 题），每一部分总分除以题数即为平均分，各部分平均得分及医学与非医学专业比较情况详见表 73。对医学与非医学专业的每一题的正确率进行卡方检验，其中心率范围、呼吸频率、一处骨折固定关节数量、煤气中毒急救措施、一氧化碳中毒急救措施、胸外按压与人工呼吸比例、心脏呼吸骤停的人安置体位、心肺复苏打开气道最常用的方式、心肺复苏胸外按压的部位、心肺复苏胸外按压的深度、心肺复苏胸外按压的频率等方面的差异具有统计学意义（$P<0.05$）。

表 73　各类急救知识的认知情况

认知分类	平均得分（分）	得分（分）	专业	
			医　学	非 医 学
			人次（人）构成比（%）	人次（人）构成比（%）
急救基础知识	1.04	0	0(0.00)	0(0.00)
		1	5(3.94)	18(14.17)
		2	15(11.81)	27(21.26)
		3	46(36.22)	16(12.60)
肢体骨折	0.98	0	3(2.36)	5(3.94)
		1	9(7.09)	15(11.81)
		2	25(19.69)	28(22.05)
		3	29(22.83)	13(10.24)
止血包扎	0.80	0	16(12.60)	14(11.02)
		1	38(29.92)	30(23.62)
		2	9(7.09)	15(11.81)
		3	3(2.36)	2(1.57)
中毒抢救	1.90	0	3(2.36)	17(13.39)
		1	14(11.02)	7(5.51)
		2	20(15.75)	18(14.17)
		3	29(22.83)	19(14.96)
溺水急救	1.39	0	4(3.15)	17(13.39)
		1	28(22.05)	17(13.39)
		2	29(22.83)	22(17.32)
		3	5(3.94)	5(3.94)

认知分类	平均得分（分）	得分（分）	专　业	
			医　学	非　医　学
			人次（人）构成比（%）	人次（人）构成比（%）
心脏呼吸骤停	1.35	0	11(8.66)	15(11.81)
		1	21(16.54)	26(20.47)
		2	23(18.11)	14(11.02)
		3	11(8.66)	6(4.72)
心肺复苏	1.27	0	12(9.45)	22(17.32)
		1	18(14.17)	27(21.26)
		2	23(18.11)	10(7.87)
		3	8(6.30)	2(1.57)
		4	5(3.94)	0(0.00)

三、讨论

（一）医学院校学生急救知识认知情况存在的主要问题分析

整体来说，医学院校大学生对急救知识认知情况的得分率偏低。医学院校大学生对三个基本概念的掌握主要停留在听说过但不了解的层面，极少数人非常了解且能准确说出相关内容。此外，就急救知识与技能的认知情况可以看出，除中毒抢救措施外，另外 6 类急救措施的认知总体平均分都低于总分的 50%，止血包扎类和肢体骨折类平均分都低于 1 分，可能原因是院校教育阶段主要为理论学习，老师授课时多是从理论层面进行讲解，实操课程涉及较少且多为简单介绍，考核要求低，因此同学们未经历实践培训，对实操印象较浅。

（二）医学专业学生与非医学专业学生急救知识掌握情况的差异性分析

医学专业与非医学专业的学生在医学专业性强的急救知识与技能的题目上的得分是有差异的，医学专业学生的得分显著高于非医学专业的学生，因为医学专业的学生接受了更专业、更广泛的医学教育,而学校对非医学专业的学生仅是做医学概论式的介绍。但两者在常识性的急救术语、常见的急救操作类的题目上的得分没有显著差异,这是因为学生作为网络信息时代的主要活跃者,除院校教育外,还通过更多的媒介接触急救知识,而这些知识又相对是急救宣传的重点,比较常见、常听,且简单、易记,所以两类专业的学生对此问题的了解程度相当。

四、建议

(一)学校应当重视对学生急救知识的教育

1. 急救知识应当成为必修课程

学校应将急救知识纳入所有专业的必修课范围。挪威 1961 年就将心肺复苏及一些现场急救训练纳入所有学校的必修课程中,因此挪威院外发生心脏骤停的紧急情况时,公众施行心肺复苏率为 70.7%。但考虑到未来所涉岗位的不同,急救培训范围、内容、深度、课时的安排应有所不同,非医学专业的学生按照对普通大学生的要求接受第一目击者义务教育即可。此外老师授课时应多形式结合,除理论知识讲授外,应对止血包扎、心脏呼吸骤停急救等操作性较强的措施加强技能操作培训,此外还可以结合自身院校优势,课后进行急诊科见习。

2. 学校应多组织相关活动

学校除做好急救教育外,还可以组织各种活动来提升学生的兴趣和急救知识技能水平,如组织急救知识和技能的竞赛、组织急救服务志愿者团队等,也可以组织学生在校内、校外加强对急救知识的宣传,这不但可以增强学生的责任使命感,锻炼和检验学生的急救知识与技能情况,还可以让更多的人参与到急救知识的学习中,使学生成为传授急救知识的纽带,承担好医学院校对急救知识的宣传和普及的责任。

(二)提高急救意识,通过多元化途径获取急救知识

医学院校的学生以后主要从事临床相关工作,直接面对患者,为了避免医疗纠纷,减少医疗事故,因此更应严格要求自己,提高急救意识。学生平

时应该主动学习急救课程,如果学校急救教育缺失,学生应积极发挥主观能动性,多渠道关注和获取急救相关的知识信息,从而提高自己急救知识的掌握水平,如主动参加急救培训、参加志愿活动、关注新媒体平台(如微信、微博、QQ、抖音)有关急救宣传和教育的内容等。

(三)完善相关法律法规,提供参与急救的政策支持

调查显示,很多人不愿意实施急救是因为怕事后担责,[3]针对这一点,2015年1月1日起施行的《杭州市院前医疗急救管理条例》鼓励经过培训取得合格证书、具备急救专业技能的公民对急、危、重伤病员按照操作规范实施紧急现场救护,其紧急现场救护行为受法律保护,不承担法律责任。[4]对在紧急现场救护中做出突出贡献的公民,卫生计生行政主管部门可以给予其表彰奖励。所以,制定无过错施救者免责的法律法规,可以使公众更愿意参与急救。除此之外,还要创造参与急救的社会环境。媒体对实施了救助行为的施救者应进行表扬和鼓励,在表扬施救者的同时也可以讲解相关的急救知识点,正面引导广大社会群众对急救行为的正确认识,让医学院校的大学生也能受其鼓舞,积极参与急救。

医学院校学生是"第一目击者"的中坚力量,因此,加强对医学生急救知识与技能的培训,不仅是提高医学生素质和培养合格医药卫生人才的需要,也对提高全体大学生的自救互救水平、在全国范围内形成阶梯式急救网络、增强整个国民的健康素质具有积极而深远的意义。

参考文献

[1] 韩月乔.我国突发公共卫生事件的社会保障研究[D].长春:长春工业大学,2013.
[2] 何艳,吴宗辉,孙炯,等.重庆市大学生现场急救知识知晓现状[J].中国学校卫生,2014,35(10):1494-1496.
[3] 吴寿枝,郭雷祥,韦雪梅,等.谈提高大学生急救能力的方法[J].科技信息,2011(12):419.
[4] 郑海云.杭州市院前医疗急救管理条例[N].杭州日报,2014-11-11(6).

——原载于《行政事业资产与财务》,2020(14);作者:孙雪,王琼,张梅梅。

宏观教育政策对医学生考研意向的影响研究

——以《专业学位研究生教育发展方案(2020—2025)》为例

随着我国经济文化水平的不断提高,本科生教育越来越不能满足国家和社会发展的需求,在 2035 远景目标的指引下,对更高学历层次人才的渴求已经驱使越来越多的公司企业为待聘岗位设置了更高的学历门槛。在这种情况下,为了提高竞争优势,考研已经逐步变成本科毕业生不得不提、不得不面对的一个现实问题。医学生作为其中的一个特殊群体,由于医学知识本身的庞杂繁复、医院对学术成果的需要、病人更倾向于信任学历高的医生等因素,医学本科生较难甚至不能就业。想在三级医院成功就业,考研几乎成为医学生唯一的选择。

近五年来,全国硕士研究生报名人数屡创新高,2018 年报考人数 238 万,比 2017 年增加 37 万,增幅达 18.4%;2019 年报考人数 290 万,较 2018 年增加 52 万,增幅达到 21.8%;2020 年报考人数破 300 万,达到了 341 万,较 2019 年增加 51 万,增幅为 17.6%;2021 年报考人数 377 万,较 2020 年增加 36 万,增幅为 10.6%;2022 年报考人数暴涨至 457 万,较 2021 年增加 80 万,增幅达到了 21.2%。有关数据统计,从 1995 年起至今的 20 多年间,除 2008 年和 2014 年研究生报考人数呈明显负增长外,整体上,我国硕士研究生报考人数呈现出逐步上升的态势。[1]

在考研成为越来越多人关注的社会现象时，我国的教育部门也在不断地制订各种考研相关的政策方针，以期维持人才培养的供需平衡。近些年来，在相关宏观政策的指引下，我国的研究生教育呈现出更加规范、更加富有生机活力的态势，2016年9月14日，教育部办公厅发布的《关于统筹全日制和非全日制研究生管理工作的通知》就明确规定了非全日制研究生的学历学位证书与全日制研究生的学历学位证书具有同等的法律地位和效力。2020年9月21日，教育部、国家发展改革委、财政部发布的《关于加快新时代研究生教育改革发展的意见》中指出，研究生招生会越来越"综合""多元"，考试和毕业会更加严格。国务院学位委员会、教育部在印发的《专业学位研究生教育发展方案（2020—2025）》中提出未来硕士专业学位研究生招生规模将扩大到硕士研究生招生总规模的三分之二左右。近年来的相关政策方针不胜枚举，这些政策的出台影响着考研人生活的方方面面，牵动着无数考研学子的心。因此，本文拟以《专业学位研究生教育发展方案（2020—2025）》作为切入点，将西南医科大学医学及相关专业学生作为研究对象，探究宏观教育政策对医学生考研意向的影响。

一、资料与方法

（一）调查对象

本次调查对象为西南医科大学医学相关专业的学生，共212人。涉及的专业包括临床医学、临床医学（卓越医师班）、麻醉学、口腔医学、医学检验技术、医学影像学、医学影像技术、护理学、药学、中西医结合临床医学、预防医学、中医学、卫生检验与检疫、眼视光学、中药学和儿科学，包含了大一到大四的学生（由于在研究开展的时间段内最高年级已经结束考研，根据本研究的实际要求，只统计到大四，其中医学检验技术、医学影像技术和药学为四年制本科专业，无大五的学生，因此只发放大一到大三的学生）。问卷发放时间在2022年5月11日至2022年5月25日，共计15天，共回收问卷212份，有效问卷212份，有效率100%。

（二）研究方法

1. 文献研究法

文献研究法是学术研究的基本方法。文献研究法有利于学者熟悉本领域的研究方式，掌握本领域的相关理论知识，为问题的分析和解决奠定必要的理论基础。本论文借助于文献研究法，对与考研决策相关的研究文献进行了搜集与整理，并通过分析这些文献认识现有研究的思路与方法，在此基础上探讨本论文创新的可能以及进一步研究的空间。通过对关键词的检索，查阅了网上文献数据库和绵阳市中心医院图书馆文献，包括各类期刊、博士学位论文、硕士学位论文、专著等，初步筛选出与本研究主题相关的中外文献 52 篇、专著 1 本，通过阅读这些文献，了解了当前国内外对于该领域研究的基本情况，也获得了很多研究启迪与思考支撑。

2. 问卷调查法

1）变量选取

将医学生对《专业学位研究生教育发展方案（2020—2025）》的了解程度作为自变量，设置 1～5 分 5 个等级代表对政策的了解程度由低到高，即 1 分表示完全不了解，5 分代表非常了解。将考研院校、专业选择、报考学位选择、复习备考策略几个维度作为因变量，研究因变量与自变量之间的关系。

2）问卷设计

该问卷是在参照潘佳雁的问卷的基础上，结合本研究目的制作而成的，为提高回收率，问卷做了一些简化，在很多题目上都使用了 5 分制李克特量表形式，使所得到的数据更加准确。[2]问卷一共分为三个部分，第一部分为个人的基本信息，包括年级、专业和性别；第二部分询问受访者个人考研计划方面的内容；第三部分则是调查对象对《专业学位研究生教育发展方案（2020—2025）》的了解情况以及该政策对调查对象的考研意愿的影响。整个问卷简洁明了，全部设置为选择题，题目浅显易懂，受访者基本都能在 2 分钟内完成，并且为增加受访者填写问卷的认真程度、提高问卷的质量，在问卷填写时，作者还对受访者给予一定的物质奖励，在后期数据处理过程中发现，给予受访者一定的物质奖励确实能有效地提高问卷的质量。

3. 统计分析法

本文将收集的问卷数据录入 SPSS21.0 统计软件,并对数据进行整理分析。计数资料以例数或百分率表示,采用卡方检验分析(最小理论频数小于 5 时采用 Fisher 确切概率法分析);符合正态分布的计量资料采用方差分析,对于具有非正态分布的连续变量,以 M(P25,P75)表示,采用非参数检验进行分析,对于等级资料的比较,则使用秩和检验进行研究。以 $P < 0.05$ 为差异有统计学意义,结果以百分比(%)表示。

(三)质量控制

1. 设计阶段

问卷在设计阶段,就参考了诸多本领域使用较为成熟的问卷,结合研究开展的实际情况,不断对问卷所列问题进行完善,同时充分征求导师的意见,确保问卷具有更好的质量。为保护调查对象的个人隐私,同时为了保障问卷的质量,所有调查均采用匿名的方式,在充分得到调查对象的同意后进行调查。同时,在问卷中设置了一道测谎题,能更好地甄别无效问卷。

2. 实施阶段

在问卷发放过程中,及时听取受访者对问卷的反馈意见,同时做好相关记录并对问卷进行改正。对于测谎题回答有误的答卷,及时排除,确保后续工作的顺利进行。

3. 录入阶段

在录入阶段,初步识别一些质量较差的问卷并予以排除,同时对问卷进行信效度分析。本研究所涉及的问卷的信效度分析主要依赖于 Cronbach's α 系数,工具为 SPSS21.0 软件。一般说来,在信效度分析中,α 系数大于 0.8 是比较理想的状态,此时问卷具有较好的信度;若 α 系数小于 0.6 则表明问卷的信度不理想,可能需要对问卷做出较大的修改;α 系数在 0.6 和 0.7 之间则说明问卷问题可以接受,但需做适当修改;若 α 系数在 0.7 与 0.8 之间,问题则属于可接受范围。在问卷回收工作结束后,作者第一时间对数据进行了信效度的分析,SPSS21.0 显示本论文涉及的 α 系数为 0.831,可以认为问卷具有令人满意的信效度。

二、基本概念界定

基本概念的界定对于本研究的开展至关重要，是本文撰写的基础所在，现就论文中要用到的一些概念加以解读。

（一）考研

考研是参加全国硕士研究生统一招生考试的简称，该考试是由教育主管部门和招生部门共同组织，为选拔硕士研究生而设置的考试，包括了初试和复试。在我国，真正意义上的考研始于1951年，在1978年结束了长达12年的中断后延续至今。[3]

（二）医学生考研

医学生考研本义是指学习医学或医学相关专业的学生参加全国硕士研究生招生考试，医学即医学相关专业，在本文中指的是临床医学、临床医学（卓越医师班）、麻醉学、口腔医学、医学检验技术、医学影像学、医学影像技术、护理学、药学、中西医结合临床医学、预防医学、中医学、卫生检验与检疫、眼视光学、中药学和儿科学。同时，在本文中，医学生考研包括了考研前的备考阶段至考研后和录取前的全过程，不仅仅指代医学生参加全国硕士研究生招生考试这一阶段。

（三）宏观政策

宏观政策是一个相对性的概念，它与微观政策的区分是相对的。从国家层面来说，宏观政策是全国性的、统领全局的、有宏观调控作用和指导作用的政策；某一具体领域或地区的政策同样也存在宏观与微观之分，如果该政策对这一领域或地区具有系统、整体的调控和指导作用，那么这一政策对于该领域或地区来说也属于宏观政策的范畴。[4]宏观政策是国家常用的调控手段，效果往往比较显著。

一直以来，西方的一些理论都过分强调了宏观政策的短期效应而忽视了它的长期效应，[5-6]而中华人民共和国成立以来，中国的宏观政策是把马克思社会资本再生产理论中国化的重要成果作为其指导思想。毛泽东、陈云等同志将该理论称为"综合平衡"，习近平总书记又将其发展为统筹与协调的思想。由于更加注重供需之间、总量和结构之间的平衡,在这样的理论下产出的宏观政策将有更好的前瞻性。[7]

(四)宏观教育政策

宏观教育政策是指在教育领域中宏观政策的体现,宏观教育政策是重要的教育战略。在本文中,宏观教育政策被理解为国家或教育相关部门为实现我国硕士研究生的供需总平衡,提高研究生质量而采取的综合性、系统性的方针政策。同时,由于国家的宏观政策复杂多样,本文主要以《专业学位研究生教育发展方案(2020—2025)》为例来探讨宏观教育政策对医学生考研意向的影响。

(五)考研意向

意向是指人们对待或处理某事物时的欲望、愿望、希望、谋虑等行为反应倾向。人的欲望、愿望、希望、谋虑等可分为肯定和否定或正向和负向两种。意向是个体对态度对象的反应倾向,即行为的准备状态,准备对态度对象做出一定的反应,因而是一种行为倾向,或称为意图、意动。在心理学上,意向是态度具有协调一致性表现的感受、情感和意向中的一个方面,属于对行为的内在意识过程。[8]考研意向即在考研的全过程中,对整个考研活动的欲望、愿望、选择倾向等。在本文中,考研意向具体指考研院校的选择、报考学位的选择、导师的选择、报考专业的选择以及复习备考策略。

三、结果

(一)调查对象基本情况

在调查对象的基本信息中,大一到大四的人数分别为 41、39、64、68,数据分布较为集中,抽取样本中数量最多的是大四的学生,达到了 68 人,占比 32.1%;数量最少的是大一的学生,为 41 人,占比 19.3%。同时可以发现,除了大一的男生比女生多 1 人外,其余各年级男生数都没有多于女生,这与西南医科大学医学生的男女生比例大致吻合。在 212 例样本中,女生 119 人,占比 56.1%,男生 93 人,占比 43.9%,具体信息见表 74。在调查对象所在专业中,临床医学的人数最多,为 52 人,占比 24.5%;中西医结合临床医学的人数最少,仅为 5 人,占 2.4%,具体信息见表 75。对比调查对象的年级、性别、专业,$P>0.05$,其差异无统计学意义。

表 74　调查对象所在年级和性别分布情况

年级	男　性		女　性		合　计	
	人数(人)	构成比(%)	人数(人)	构成比(%)	人数(人)	构成比(%)
大一	21	9.9	20	9.4	41	19.3
大二	13	6.1	26	12.3	39	18.4
大三	32	15.1	32	15.1	64	30.2
大四	27	12.7	41	19.4	68	32.1
合计	93	43.9	119	56.1	212	100.0

(二)调查对象个人考研意愿情况

调查对象个人考研意愿的调查在整个研究中起着举足轻重的作用,通过对问卷数据的分析,在关于个人考研意愿的结果统计中,有 34 人选择了

表 75　调查对象专业分布情况

专　业	人数(人)	构成比(%)
临床医学	52	24.5
护理学	44	20.8
医学检验技术	33	15.6
医学影像学	23	10.8
儿科学	9	4.2
麻醉学	22	10.4
口腔医学	13	6.1
中西医结合临床医学	5	2.4
药学	11	5.2
合计	212	100.0

"1",表示不打算考研,占总人数的 16.0%,剩余的 178 例调查对象均有一定的考研意愿,其中 47 人选择了数字"2",有 62 人选择了"3",代表考研意愿

中等强烈,仅有 24 人选择了"4",而数字"5"有 45 人选择。考研意愿的频数及频率统计如表 76 所示。

表 76 调查对象个人考研意愿情况

变 量	选 项	频数(人)	频率(%)
	1	34	16.0
	2	47	22.2
您的考研意愿 强烈程度	3	62	29.2
	4	24	11.3
	5	45	21.3

(三)调查对象打算报考的专业情况

在 212 例调查对象中,排除 34 例完全不打算考研的调查对象,剩余 178 例有一定考研意愿的调查对象更倾向于报考本专业研究生,共有 98 人选择了此选项,占比 55.1%;打算报考本专业相关的研究生的调查对象有 54 人,占比 30.3%;还有 26 人选择了跨考,即打算报考与本专业无关的研究生。相关信息见表 77。

表 77 调查对象打算报考专业情况

变 量	选 项	频数(人)	频率(%)
	本专业	98	55.1
您打算报考的 专业情况	与本专业相关	54	30.3
	与本专业无关(跨考)	26	14.6

(四)调查对象希望考取的学位情况

在希望考取的学位的选择中,有 125 人选择了专业型硕士,占比 70.2%,其余的调查对象均选择了学术型硕士。值得注意的是,在回收的医学检验技术专业的 33 份问卷中,33 人均选择了学术型硕士,占比 100%,这可能与该专业的性质相关,详细信息见表 78。

表 78　关于希望考取的学位情况

变　　　量	选　　项	频数（人）	频率（%）
希望报考研究生 学位情况	专业型硕士	125	70.2
	学术型硕士	53	29.8

（五）调查对象对《专业学位研究生教育发展方案（2020—2025）》的了解情况

结果显示，在212例调查对象中，有68人选择了"1"，表示完全不了解该政策，占32.1%；51人选择了"2"，表示不是很了解该政策，占24.0%；40人选择了"3"，表示大概了解该政策，仅19人选择了"4"，剩余34人选择了"5"，表示非常了解该政策，结果统计见表79。值得注意的是，在68例对该政策完全不了解的调查对象中，有25例是不打算考研的，这占到了不打算考研总人数的73.5%。

表 79　调查对象对《专业学位研究生教育发展方案（2020—2025）》的了解情况

变　　　量	选　　项	频　　数	频率（%）
您对《专业学位研究生 教育发展方案（2020— 2025）》的了解状况	1	68	32.1
	2	51	24.0
	3	40	18.9
	4	19	9.0
	5	34	16.0

（六）《专业学位研究生教育发展方案（2020—2025）》对于调查对象考研意向的影响

在本文的基本概念界定中，通过参考前期的预实验结果以及各种理论模型，最终从对考研院校的选择、对导师的选择、对报考学位的选择、对报考专业的选择、备考复习策略这5个维度来对医学生考研意向进行初步的研究。根据秩和检验结果，5个维度之间两两比较，其差异均有统计学意义

（$P<0.05$）。值得指出的是，该部分调查研究在选择考研且对《专业学位研究生教育发展方案（2020—2025）》有一定了解的调查对象中进行，样本容量为135。结果见表80。

表80 《专业学位研究生教育发展方案（2020—2025）》对调查对象考研意向的影响程度

调 查 内 容	选 项	n(%)
该政策对调查对象考研院校选择的影响程度	1	21(15.6)
	2	41(30.4)
	3	35(25.9)
	4	20(14.8)
	5	18(13.3)
该政策对调查对象导师选择的影响程度	1	12(8.9)
	2	26(19.2)
	3	47(34.8)
	4	27(20.0)
	5	23(17.1)
该政策对调查对象报考学位选择的影响程度	1	34(25.2)
	2	21(15.6)
	3	7(5.2)
	4	43(31.8)
	5	30(22.2)
该政策对调查对象报考专业选择的影响程度	1	45(33.3)
	2	26(19.3)
	3	23(17.1)
	4	15(11.1)
	5	26(19.2)
该政策对调查对象复习备考策略的影响程度	1	61(45.2)
	2	22(16.3)
	3	33(24.4)
	4	9(6.7)
	5	10(7.4)

四、讨论

已有许多学者对大学生考研的动机和原因进行了分析和阐释,如丁彤就曾经对上海市大学城的学生进行研究,发现了性别、父母、家庭收入水平和家乡所在地、本科学校四个方面对大学生考研产生的显著影响;[9]也有研究者从招聘者的角度分析考研对于大学生的效用;[10]胡玲通过对近几年考研现状和考研动因的深入分析并通过数据比较发现大学生更倾向于报考985高校以及位于经济发达地区的高校的研究生;[11]刘海波则更加强调大学生心理状况在考研决策行为中的重要性;[12]李国昌等人指出完善知识结构、提升就业能力和缓解就业压力是考研的主要动因;[13]李巨存将大学生考研的原因归类为学生个人因素、社会环境因素和家庭学校因素;[14]Jisun等人将人力资本理论和社会资本理论作为基本理论,明确了性别、年龄和家庭社会经济地位会对学生的考研决策行为产生影响。[15]

《专业学位研究生教育发展方案(2020—2025)》的颁布是国家针对研究生教育改革实施的重大举措。自1991年开始实行专业学位教育制度以来,我国逐步构建了具有中国特色的高层次应用型专门人才培养体系,为经济社会发展做出了重要贡献。但目前仍有不足,一是重学术学位、轻专业学位的观念仍然比较流行,这将不利于专业型人才的培养;二是硕士专业学位研究生教育的结构与质量问题并存,类别设置仍不够丰富,培养规模仍需扩大;三是博士专业学位发展较为滞后。为此国家颁布了《专业学位研究生教育发展方案(2020—2025)》,旨在改善专业学位研究生的发展。本文即探究了《专业学位研究生教育发展方案(2020—2025)》对于医学生考研决策行为的影响。

在对问卷结果进行分析后发现,《专业学位研究生教育发展方案(2020—2025)》在对医学生考研意向的影响中,对考研院校的选择、导师的选择、学位的选择、报考专业的选择、复习备考的策略5个具体过程都有不同程度的影响。在择校方面,有15.6%的调查对象表示该政策对自己的择校没有任何影响,而对于导师的选择,这一比例达到了8.9%;而对于报考学位的选择、报考专业的选择以及复习备考的影响,表示完全没有影响的调查对象的比例分别为 25.2%、33.3%、45.2%。同时,在考研目标院校的选择方面,认为该政策在考研目标院校的选择方面有极大影响的调查对象占到了 13.3%,在导师的选择、报考学位的选择、报考专业的选择以及复习备考的策略方面,此比例分别为 17.1%、22.2%、19.2%、7.4%。认为该政策在这五个方面有极大影响的调查对象的比例都在 5%～20% 内小幅度波动,而认为完全无影响的调查对象的比例波动却非常大,这可能与调查对象对于"是与非"类答案的敏感程度较等级类的答案更高有关。同时,从分析结果来看,《专业学位研究生教育发展方案(2020—2025)》对调查对象的影响程度最大的是报考学位的选择(可能原因在下文中进行阐释),其次为专业的选择、导师的选择、目标院校的选择,对复习备考策略的影响程度最小。

(一)《专业学位研究生教育发展方案(2020—2025)》对医学生报考学位选择的影响

《专业学位研究生教育发展方案(2020—2025)》的重点在于发展专业型硕士,该政策在专业型硕士的招生人数上做了极大的调整,使得许多原本为规避考研失败风险而打算报考学术型研究生的医学生将目光转向了专业型研究生。由于招生人数的大幅度增长,专业型硕士的报考竞争压力可能会逐渐减少。同时,该政策中明确指出学科类别的设置要更加倾向于职业背景和专业人才方向,要以职业需求为导向,增强学科的实用性。选择报考专业型研究生,可以使得医学生更加符合未来社会的需求,获得更符合时代背景的专业能力。

(二)医学学科特点对于医学生报考学位选择的影响

本论文所涉及的研究对象均为医学专业背景的学生,医学及相关专业研究生在培养模式上有与其他专业不同的特点。现阶段各级医院对医生的招聘条件普遍较高,取得《住院医师规范化培训合格证书》更是其中必不可少的条件,而 2015 年以后入学的专业型硕士新生,培养要求根据教育部学位管理与研究生教育司官网发布的《关于印发临床医学、口腔医学和中医硕士专业学位研究生指导性培养方案的通知》执行，采取"四证合一"的模式，"四证"即《执业医师资格证》《住院医师规范化培训合格证书》《硕士研究生毕业证》和《硕士学位证》，对于硕士毕业后渴望在医院就业的医学生来说，专业型学位较学术型学位少2年的规培用时，这自然使得专业型硕士成为更加热门的选择。

五、建议

从本文的研究结果中我们可以清晰地看出《专业学位研究生教育发展方案（2020—2025）》对医学生的考研意向有着相当大的影响，宏观教育政策不胜枚举，本文在对《专业学位研究生教育发展方案（2020—2025）》的研究中发现了许多问题，拟从政策制定者、高校、医学生三个方面提出一些建议。

（一）政策制定者

政策制定者在这里主要是指教育部、各省（市、区）的教育行政机构等，在政策实施过程中，要增加政策的宣传力度，让更多的政策对象了解政策的具体内容。宏观教育政策是保证研究生教育质量的关键，任何一个教育政策的颁布实施都可能会对我国研究生结构造成巨大的影响，同时从医学生个人来讲，宏观教育政策对他们考研决策行为的影响来源于方方面面。制定政策这个任务更多地落在教育部等教育相关部门的肩上。还要不断完善高等教育的资源分配比例，使其与社会主义现代化建设相适应，使专科生、本科生、研究生的比例趋向更加合理的状态，建立适应我国社会发展需求和国民经济建设的多形式、多层次的高等教育体系。

（二）高校

高校是学生接触宏观政策的一个非常重要的平台，高校要采取必要的措施来提高学生对相关政策的知悉程度，比如设置专门的政策宣传专栏、举办时政知识的相关竞赛等都是可以尝试的方式，还要不断地关注学生对于考研和就业的思想动态。同时，高校作为国家教育政策的执行者，要不折不扣地将教育政策执行好，切实保障学生的权益。自大学扩招以后，我国的教育领域发展迅速,位于教育金字塔顶端的研究生教育也得到了飞速发展。几年前用人单位在吸引研究生方面还竞相出台优惠政策,短短几年的时间,当年的局面已不复存在。本科毕业生市场如今更是冷清了很多。高学历人才的不断增加是必然的社会趋势,但在人才培养上并不能仅关注数量而忽视质量。目前我国的总体经济水平还未达到相应的要求,一味地追求高学历人才是一个错误的观念。高等教育的发展过快,为了争取到有限的教育资源,各高校的竞争也极其激烈。很多普通的学校都想升级成大学或办研究型大学,在各方面创造条件申报硕士点,这不仅会耗费大量人力物力,还可能助长一些不正之风。针对目前的研究生教育状况,高校不应盲目增加硕士点数量,应根据自身的实际情况进行硕士点的申报工作,核准自身合理的研究生招生规模,对现有的培养点做出统筹安排,将培养点的申请重点放在新兴学科与前沿领域方面。高校还应对导师培养研究生的数量采取一定的限制,避免因培养过多的学生而使导师精力不足。

（三）医学生

在数字化、信息化的今天,闭门造车式的复习考研已经成为过去式,国家的宏观政策在不断变化,医学生在报考过程中的决策也要随之发生改变,密切关注国家宏观政策的动向,从中提取到有用的信息,从而指导自己考研过程中的决策行为,才能在考研"信息战"中立于不败之地。当然,医学生也应该对自己的未来有非常清晰的规划,树立正确的择业观非常重要,考研不是唯一的出路,及时就业同样能很好地实现自己的人生价值。考研并不仅仅是缓解就业压力的一种手段,也是促进大学生全面发展和推动全民整体素质提高的重要方式。大学生作为社会的中坚力量,必须具有过硬的、符合社会需求的素质,读研也不仅仅是为了获得高的学历,也是为了增强发展潜力和提升自身素质,以谋长远发展。对于整个国家和民族来讲,随着社会的发展进步,对高素质人才的要求也会越来越高,提高研究生比例意味着整个民族素质的提高,这对于国家的发展与振兴无疑是有益的。对于有意愿攻读深造并且条件允许的大学生,应该予以鼓励。

六、结语

目前,有关教育政策对于考研决策行为的影响方面的研究总体较少。本文以《专业学位研究生教育发展方案(2020—2025)》政策为例,探究宏观教育政策对医学生考研决策行为的影响,以问卷调查的方法研究了 212 例西南医科大学医学及相关专业学生的基本信息以及主观状态下其被《专业学位研究生教育发展方案(2020—2025)》影响的程度。限于样本来源的局限性,其结果可能与真实值间有一定的偏差,有待于后来的研究者不断地完善。

参考文献

[1] 全国各地 2021 年考研报名人数|历年考研报名人数_中国教育在线[EB/OL].
　　https://www.eol.cn/e_ky/zt/common/bmrs/,2021-01-04.
[2] 潘佳雁.当代青年考研动机因素结构研究[J].健康心理学杂志,2000(04):
　　388-392.
[3] 沈秋婷.政府宏观政策对环境保护的影响:以海南生态省建设为例[D].北京:
　　华北电力大学,2013.
[4] Keynes, J. M. The General Theory of Employment, Interest and Money[M].
　　London: Macmillan, 1936.
[5] Modigliani, F. The Debate Over Stabilization Policy [M]. Cambridge:
　　Cambridge University Press, 1986.
[6] 托马斯·萨金特,吴思.最佳宏观经济政策:稳定还是效率[J].中国经济报告,
　　2016(10):10-12.
[7] 庞明川.宏观政策的性质、效应与"政策—制度"的演进逻辑[J].中南财经政法
　　大学学报,2020(05):28-39.
[8] 林崇德.心理学大辞典[M].上海:上海教育出版社,2003.
[9] 丁彤.影响大学生考研选择的客观因素研究:基于上海市 521 个样本的实证
　　分析[J].高等教育研究学报,2016,39(02):30-37.
[10] 肖雪,马心怡,李娜,等.考研于不同专业大学生的价值与适配性实证研究:以
　　武汉高校为例[J].现代商贸工业,2019,40(16):65-68.
[11] 胡玲,张妮.大学生"考研热"的现状与动因分析[J].大学教育,2020

(07)：163 - 167.

[12] 刘海波,董莉.考研大学生心理健康状况分析及对策研究[J].锦州医科大学学报(社会科学版),2019,17(02)：54 - 56.

[13] 李国昌,任笑良.成功考研大学生的群体性特征分析[J].中国地质大学学报(社会科学版),2013,(S1)：145 - 148.

[14] 李巨存.民办本科高校大学生考研现状及对策分析：以郑州商学院为例[J].现代交际,2020(01)：152 - 153.

[15] Jung, Jisun, Soo Jeung Lee. Exploring the factors of pursuing a master's degree in South Korea[J]. Higher Education，2019，78(5)：1 - 16.

后　记

本书稿成之际，正值壬寅年仲秋。

2022 年的暑期，对大部分人来说都是难忘的，对于川渝两地的人来说尤其如此。这个暑期，我们经历了高温、干旱、山火、地震、疫情。

这一系列的困难，非但没有消磨川渝人民的意志，反而让我们更加紧密地团结起来，一起抗击高温、干旱，一起扑灭山火，一起众志成城、阻击疫情。在战胜困难的过程中，广大人民群众的勇敢、团结和无私奉献，凝固成一幅幅生动感人的画卷，嵌入了新时代的壮阔史诗之中。

卫生健康政策法规领域的研究本只是笔者的学术兴趣。随着对卫生健康政策尤其是对传染病防治研究的不断深入，这种学术兴趣逐渐转化为强烈的学术冲动。这种学术兴趣乃至学术冲动的形成，既是笔者自身学习和工作实践的必然结果，更得益于伟大时代的发展。

笔者本科学习护理专业，硕士阶段学习社会医学与卫生事业管理专业，博士又转而学法学，博士后研究阶段再次转换学科专业，学的是高等教育学，因此，笔者涉足四个学科门类。随着学习和研究工作的不断深入，笔者慢慢体会到学科交叉带来的好处和优势。事实上，回顾笔者的学术生涯，虽然跨越了不同的学科门类，但实际上均有一条主线贯穿其中，这条主线就是卫生健康事业。本科阶段的护理专业本就属于医学范畴；硕士阶段开始从管理学的角度思考卫生健康事业；尽管博士阶段学习的专业是法律史学,但求学之初笔者便意识到,必须紧密结合自身的知识和平台优势。于是,在2016年博士开题阶段,笔者便将研究方向确定为传染病防治法治建设研究。当时亦未曾想到,这一选题对于笔者今后的学术生涯提供了很大的帮助。在博士后阶段,高等教育学亦是围绕医学人才培养展开的。综上观之,实际上笔者做的研究始终围绕一个主题,那就是我国的卫生健康事业发展,只是从管理学、教育学、法学等不同视角对其展开了研究。

新时代我国卫生健康事业取得了伟大成就,尤其是在全球抗疫中展现出来的中国力量、中国智慧、中国方案和大国担当,给笔者的学术研究带来了极大的启发和推动。近年来,围绕卫生健康法治建设、卫生防疫百年历程、高层次医学人才培养等主题,笔者陆续获得了国家级、省部级等一系列基金资助,这既让笔者更为从容地开展学术研究,也让笔者能够把学科交叉融合的知识背景充分运用起来,从不同视角、使用不同方法对我国的卫生健康事业展开研究,还让笔者找到了长期的研究方向,有助于笔者不断开拓出新的学术增长点,形成自身独特的学术风格。

尽管笔者的学术兴趣日益浓厚,但学习和研究能力有限。研究成果的取得,得益于自身大量的时间和精力投入,更得益于新时代我国哲学社会科学的繁荣发展和我国卫生健康事业取得的巨大成就。同时,这些成果也离不开学界同仁的大力支持和帮助。

本书得以出版,应感谢四川党史党建研究中心2022年度重点课题、中国博士后科学基金和西南医科大学哲学社会科学创新研究团队的经费支持。笔者工作单位的同事为本书的编撰和出版付出了时间和心血。还应该感谢上海交通大学出版社的编辑同志,对本书做了细致深入的编校工作。

当前,正值全党深入开展学习贯彻习近平新时代中国特色社会主义思想主题教育之际,笔者作为高校基层党支部书记和哲学社会科学工作者,倍受鼓舞、倍感振奋、倍增信心,将更加勤奋地工作,力争在平凡的岗位上做出自己的贡献。最后,有前段时间自题的一首小诗,表达奋进之情:

去岁看雪意未阑,今朝踏春我争先。

千里风光百骑竞,又是开疆新一年。

2023 年 6 月